汤头歌诀

刘从明 主编

一看就懂

华龄出版社
HUALING PRESS

责任编辑：郑建军
责任印制：李未圻

图书在版编目（CIP）数据

汤头歌诀一看就懂 / 刘从明主编. — 北京 ： 华龄
出版社， 2020.12
　　ISBN 978-7-5169-1857-9

　　Ⅰ．①汤… Ⅱ．①刘… Ⅲ．①方歌－汇编 Ⅳ．
①R289.4

中国版本图书馆 CIP 数据核字（2021）第 002136 号

书　　名：汤头歌诀一看就懂
作　　者：刘从明

出版发行：华龄出版社
地　　址：北京市东城区安定门外大街甲 57 号　　邮　　编：100011
电　　话：010-58122246　　　　　　　　　传　　真：010-84049572
网　　址：http://www.hualingpress.com

印　　刷：水印书香（唐山）印刷有限公司
版　　次：2021 年 6 月第 1 版　　2021 年 6 月第 1 次印刷
开　　本：710mm×1000mm　　1/16　　　　　　　印　　张：14
字　　数：200 千字
定　　价：69.00 元

前言

《汤头歌诀》由清代汪昂撰写,刊于1694年。书中选录中医常用方剂300余方,分为补益、发表、攻里、涌吐、和解、表里、消补、理气、理血、祛风、祛寒、祛暑等20类,以七言歌诀的形式加以归纳和概括。《汤头歌诀》刊行颇广,现存版本有清刻本、石印本、铅印本等50余种。

汤头,方剂学名词,即汤方,指以内服煎汤剂为主的药方。

编撰者汪昂(1615～1694年),字讱庵,初名恒,安徽休宁县城西门人,清代著名医学家。

《汤头歌诀一看就懂》一书,以《汤头歌诀》为蓝本,对书中的方剂进行译注,讲解,用简单明了的白话对每个方剂的出处、配方、用法、功效、主治等进行解释,并配以图表等辅助说明,尽量让方剂通俗易懂,便于读者理解。书中选用了三百多组方剂,并对药材进行药理分析,对植物的各个部分都进行了细致的描述和详细的分解说明,读者既能通过图表了解植物的药用价值,又使得本书富有审美情趣。读来赏心悦目,既可以作为一本医学图书来读,又可以作为休闲读物,让读者轻松掌握相关知识。

不过有以下几点需要提醒读者:

一、本书介绍的方药很多,使用的时候千万不要混淆各自的用药与剂量,比如,内服与外用的时候千万不要混淆。

二、在使用时,要注意方药的药物名,书中的药物名都是古代流传下来的,有一些名称可能在现代已经发生了变化,或者在现代有同名的药物,这就需要小心鉴别,鉴别清楚以后再用药。

三、使用方药时要根据患者的年龄差异、病理性质、体质差异以及适应能力等各种不同情况进行衡量,酌量加减。

四、书中药方,是古人临床经验的积累,但是时过境迁,有些方药并不一定适合现代人的身体状态，同时每个人的病情、病因不同，身体差异很大，若生病或者身体不适，必须找医生看病，遵照医嘱服药，千万不能按个人主观判断随意用药。

方剂的用量仍用原书计量，当时的计量为十六两制，即每斤（500克）为十六两，每两约31.5克，每钱约3.125克，读者使用应遵医嘱。由于编者水平有限，书中不免有错漏之处，恳请读者批评指正。

编　者

目 录

第一章　补益之剂

第二章　发表之剂

第三章　攻里之剂

第四章　涌吐之剂

第五章　和解之剂

第六章　表里之剂

第七章　消补之剂

第八章　理气之剂

第九章　理血之剂

第十章　祛风之剂

第十一章　祛寒之剂

第十二章　祛暑之剂

第十三章　利湿之剂

第十四章　润燥之剂

第十五章　泻火之剂

第十六章　除痰之剂

第十七章　收涩之剂

第十八章　杀虫之剂

第十九章 痈疡之剂

第二十章 经产之剂

附：（一）便用杂方

附：（二）幼科

第一章　补益之剂

四君子汤

四君子^①汤中和^②义，参术茯苓甘草比^③，
益以^④夏陈名六君，祛痰补气阳虚饵^⑤，
除却半夏名异功，或加香砂胃寒使^⑥。

【注　释】①四君子：古代有地位并且具有冲和之德的人被称为君子。此方中参、术、苓、草都是常用的补气药，所以称它们为四君子。②中和：指该方中的药物其性平和，不燥不峻。③比：并列。④益以：加上。⑤饵：服用的意思。⑥使：即使用。

【组　方】人参（去芦）、白术、茯苓（去皮）、炙甘草各等份。

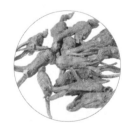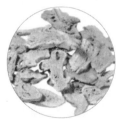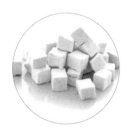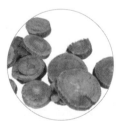

【方　解】四君子汤出自《太平惠民和剂局方》，治疗脾胃气虚。方中人参甘温，能大补脾胃之气，故为君药。臣以白术健脾燥湿，与人参相须，益气补脾之力更强。脾喜燥恶湿，喜运恶滞，故又以茯苓健脾渗湿，合白术互增健脾祛湿之力，为佐助。炙甘草益气和中，既可加强人参、白术益气补中之功，又能调和诸药，故为佐使。四药皆为甘温和缓之品，而呈君子中和之气，故以"君子"为名。四药合力，重在健补脾胃之气，兼司运化之职，且渗利湿浊，共成益气健脾之功。

【煎服方法】 上述药研为细末。每服二钱，水一盏，煎至七分，通口服，不拘时候；加盐少许，白汤点亦得（现代用法：水煎服）。

【功效主治】 益气健脾。主治脾胃气虚。症见面色萎白，气声低微，四肢无力，食少便稀，舌淡苔白，脉虚缓。

【附　　方】

方　名	组　方	用　法	功　效	主　治
六君子汤（《医学正传》）	四君子汤加陈皮、半夏各一钱	水煎服	健脾止呕，燥湿化痰	症见不思饮食，恶心泛呕，胸脘痞闷，大便不实，或咳嗽痰多稀白等
异功散（《小儿药证直诀》）	四君子汤加陈皮等份	上药研为细末，每服二钱，水一盏，生姜5片，大枣2个，同煎至7分，食前温服（现代用法：水煎服）	健脾益气，理气和胃	脾胃虚弱。症见食欲不振，或胸脘痞闷，或呕吐泄泻

◁ 升阳益胃汤 ▷

升阳益胃参术芪①，黄连②半夏草陈皮，
苓泻③防风羌独活，柴胡④白芍⑤姜枣随。

【注　释】 ①芪：黄芪，用以补气固卫。②黄连：用以退阴火。③苓泻：指茯苓、泽泻，用以泻热降浊。④柴胡：有除湿升阳之效。⑤白芍：用以和血敛阴。

【组　方】 黄芪二两，人参、半夏、炙甘草各一两，羌活、独活、防风、白芍各五钱，陈皮四钱，白术、茯苓、泽泻、柴胡各三钱，黄连二钱。

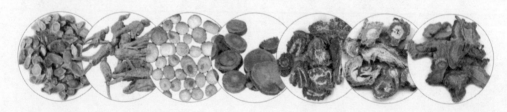

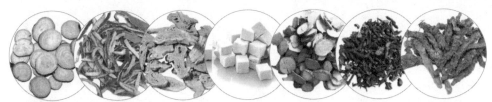

【方　　解】　升阳益胃汤出自李东垣的《脾胃论》，用时可与姜、枣同煎，有健脾益气、升阳祛湿之效。方中六君子（人参、白术、茯苓、甘草、半夏、陈皮）助阳，补脾除痰；重用黄芪，补气固胃；柴胡、羌活、独活，除湿升阳；泽泻、茯苓，泻热降浊。加芍药和血敛阴，少佐黄连以退阴火。

【煎服方法】　上药研为粗末，每次服三钱，入姜五片、大枣二枚，水煎服。

【功效主治】　健脾益气，升阳祛湿。主治脾胃气虚，兼遇湿邪。症见怠惰嗜卧，饮食无味，体酸重，肢节痛，口苦舌干，大便不利，小便频数，或见恶寒，舌淡苔白腻，脉沉无力。

《黄芪鳖甲散》

黄芪鳖甲地骨皮，芤菀参苓柴半知，
地黄芍药天冬桂，柑橘桑皮劳热宜。

【组　　方】　黄芪、鳖甲、天冬各五钱，地骨皮、秦艽、茯苓、柴胡各三钱，紫菀、半夏、知母、生地黄、白芍、桑白皮、炙甘草各三钱半，人参、桔梗、肉桂各一钱半。

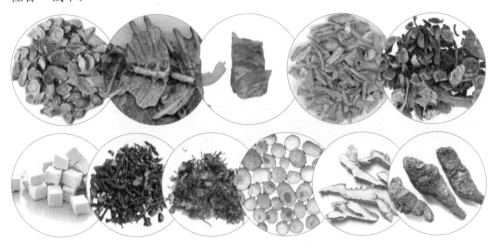

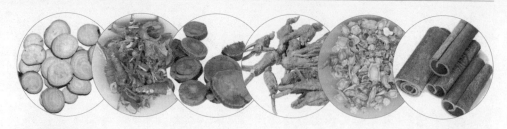

【方　　解】　黄芪鳖甲散出自罗天益的《卫生宝鉴》。本方主证为气阴两伤之劳热。咳嗽为肺肾阴虚所致的次要症状。方中鳖甲、天冬、白芍、生地黄、知母滋阴补肾，泄肝肺之火；黄芪、人参、肉桂、茯苓、炙甘草以益气固卫；桑白皮、桔梗泻肺中之热；半夏、紫菀祛痰止咳；秦艽、地骨皮清虚热、除骨蒸；柴胡解肌热、升清阳。本方是治疗虚劳烦热的良方。

【煎服方法】　每次一两，加生姜煎服。

【功效主治】　益气阴，清虚热。主治气阴两虚，虚劳内热。症见五心烦热，日晡潮热，自汗或盗汗，四肢无力，饮食减少，咳嗽咽干，脉细数无力。

◁ 秦艽鳖甲散 ▷

秦艽鳖甲治风劳①，地骨柴胡及青蒿，
当归知母乌梅合，止嗽除蒸敛汗高。

【注　　释】　①风劳：指感受风邪治不及时，以致内传化热，消耗气血，日久成劳。

【组　　方】　鳖甲、地骨皮、柴胡各一两，秦艽、当归、知母各半两。

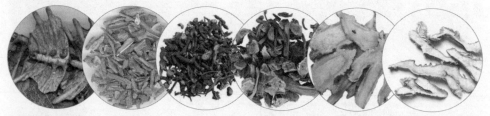

【方　　解】　秦艽鳖甲散出自罗天益的《卫生宝鉴》。本方主治风痨病，阴虚内热为其主证。方中鳖甲、知母、当归滋阴养血，秦艽、柴胡、地骨皮、青蒿清热除蒸，乌梅敛阴止汗。诸药合用，既能滋阴养血以治本，又能退热除蒸以治标。若汗出过多，再加黄芪益气固表。

【煎服方法】　上药为粗末，每服五钱，加青蒿五叶，乌梅五个同煎，临卧空心各一服。

【功效主治】　滋阴养血，清热除蒸。症见骨蒸劳热，肌肉消瘦，唇红颊赤，困倦盗汗，咳嗽，脉细数。

秦艽扶羸汤

秦艽扶羸[1]鳖甲柴，地骨当归紫菀偕[2]，
半夏人参兼炙草，肺痿[3]蒸嗽服之谐[4]。

【注　释】　①羸：瘦弱。②偕：一同。③肺痿：虚劳的一种，肺脏虚损所致。症见消瘦乏力，潮热自汗，声音嘶哑，咳嗽吐血，胸闷气短，舌红少苔，脉细数无力。④谐：和谐。

【组　方】　柴胡二钱，秦艽、人参、当归、鳖甲（炙）、地骨皮各一钱半，紫菀、半夏、炙甘草各一钱。

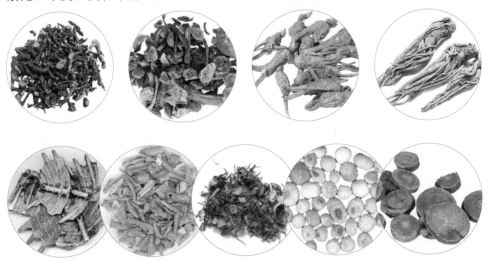

【方　解】　秦艽扶羸汤出自《仁斋直指方论》，用时与姜、枣同煎，有补气养血、清热退蒸之功效，常用来治疗肺痿。方中柴胡、秦艽，散表邪兼清里热；鳖甲、地骨皮，滋阴血而退骨蒸。人参、炙甘草补气；当归和血；紫菀润肺除痰而止嗽；半夏化痰降气，协同清润之品使肺清而声音自开。诸药相合，滋阴清热，表里兼顾，气血双调，为扶羸良剂。

【煎服方法】 加生姜三片，大枣一枚，水煎服。

【功效主治】 清虚热，止咳嗽。主治肺痨。症见消瘦无力，潮热易汗，声音沙哑，咳嗽吐血，胸闷气短，舌红少苔，脉细数无力。

紫菀汤

紫菀汤中知贝母，参茯五味阿胶偶，
再加柑橘治肺伤，咳血吐痰劳热久。

【组　　方】 紫菀、阿胶、知母、贝母各二钱，桔梗、人参、茯苓、甘草各五分，五味子十二粒。

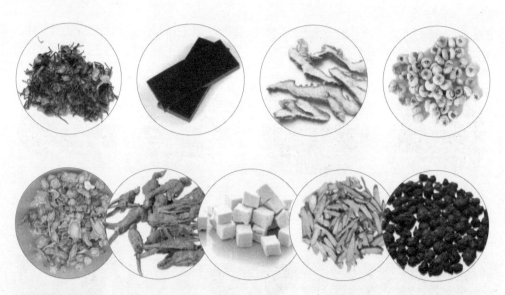

【方　　解】 紫菀汤出自汪昂的《医方集解》。本方肺伤气损，阴虚有热，咳痰吐血为其主证。气极者，六极之一。所谓极者，天气通于肺，地气通于嗌，风气应于肝，方气应于心，谷气感于脾，雨气润于肾。六经为川，肠胃为海，九窍为水注之于气，故窍应于五脏六腑。五脏邪伤则六腑生极，故曰：五伤六极。本方主治肺痨气极、久嗽咯血，其主以紫菀者，清肺化痰，止咳平嗽；辅以阿胶者，养血润肺，收气止咳；人参、茯苓、甘草三味，为四君子汤之去白术，培土生金，益气渗湿；知母，滋阴生津，以清虚热；贝母，润肺化痰，以止久嗽；桔梗，入肺以止咳平嗽；五味子，酸敛而收固金气。诸药合之，补肺益气以疗脏伤，清热止咳而治窍极。

【煎服方法】　水煎温服。

【功效主治】　润肺化痰，清热止嗽。主治肺气大伤，阴虚火旺。症见久嗽不止，咳血吐痰，少气懒言，胸胁逆满，以及肺痿变成肺痈。

百合固金汤

百合固金①二地黄，玄参贝母桔甘藏②，
麦冬芍药当归配，喘咳痰血肺家伤。

【注　释】　①固金：肺属金，此方以百合为主，有固护肺阴之效，故称"固金"。②藏：收存。

【组　方】　百合、贝母、麦冬各一钱，生地黄、熟地黄、当归各三钱，白芍、甘草各一钱，桔梗、玄参各八分。

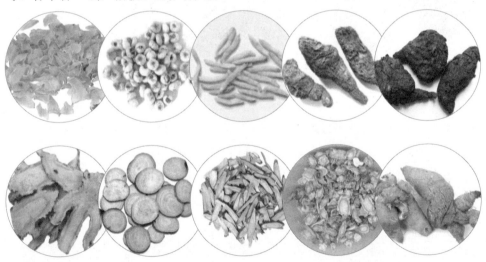

【方　解】　百合固金汤出自《慎斋遗书》，此方可润肺滋肾，化痰止咳，用于治疗肺肾阴虚，虚火上炎。方中百合、生地黄、熟地黄滋养肺肾阴液，共为君

药；麦冬助百合以养肺阴，清肺热，玄参助生地黄、熟地黄益肾阴，降虚火，共为臣药；当归、白芍养血和营，贝母、桔梗化痰止咳为佐；甘草调和诸药为使。诸药合用，使阴液恢复，肺金得固，则咳嗽、吐血诸症自愈。

【煎服方法】 水煎服。

【功效主治】 养阴清热，润肺化痰。主治肺肾阴亏，虚火上炎。症见咳嗽气喘，口干，痰中带血，咽喉疼痛，头晕，午后潮热，舌红少苔，脉细数。

《补肺阿胶汤》

补肺阿胶马兜铃，鼠粘甘草杏糯停，
肺虚火盛人当服，顺气生津嗽哽①宁。

【注　释】 ①哽：音梗，有物堵塞喉咙不能下咽。

【组　方】 阿胶一两半，鼠粘子（牛蒡子）、甘草各二钱五分，马兜铃五钱，杏仁七个，糯米一两。

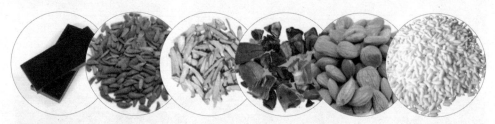

【方　解】 补肺阿胶汤出自钱乙的《小儿药证直诀》。本方阴虚肺热为其主证。阴虚热盛，灼津为痰，气逆不降，故咯痰不爽，为兼证；咳嗽气喘为次要症状。本方主以阿胶，质黏甘咸以滋肺阴；糯米佐之，性平甘润以濡养津液。二药相合，养肺滋阴，补固肺虚。马兜铃苦泄逆气，清热降火；牛蒡子泻肺利咽，清膈滑痰；苦杏仁苦辛泻逆，降气化痰；炙甘草甘温益气，和以阴阳。四味共之，平其阴阳，以除虚火。诸药合之，补肺之虚，泻肺之火，标本兼顾，正复邪去。

【煎服方法】 水煎，食后温服。

【功效主治】 养阴补肺，清热止咳。主治小儿肺虚有热。症见咳嗽气喘，咽喉干燥，喉中有声，或痰中带血，舌红少苔，脉细数。

小建中汤

小建中汤芍药多，桂姜甘草大枣和，
更加饴糖补中藏①，虚劳腹冷服之瘥②。

【注　　释】 ①中藏：今指脾胃，因脾胃位于中焦，故名中脏。②瘥：病情痊愈。

【组　　方】 白芍六两，桂枝三两，炙甘草二两，生姜三两，大枣十二枚，饴糖一升。

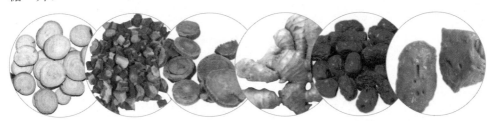

【方　　解】 小建中汤出自张仲景的《伤寒论》，具有温中补虚、和里缓急之功效，用于治疗虚劳里急证。本方所治虚证，皆因中焦虚寒、气血生化不足所致。方中重用甘温质润之饴糖为君，温补中焦，缓急止痛。臣以辛温之桂枝温阳气，祛寒邪；酸甘之白芍养营阴，缓肝急，止腹痛。佐以生姜温胃散寒，大枣补脾益气。炙甘草益气和中，调和诸药，是为佐使之用。其中饴糖配桂枝，辛甘化阳，温中焦而补脾虚；白芍配甘草，酸甘化阴，缓肝急而止腹痛。

【煎服方法】 水煎服。

【功效主治】 温中补虚，和里缓急。主治虚劳里急。症见腹中时阵痛，喜温喜按，舌淡苔白，脉细弦；或虚劳而心中动悸，虚烦不安，面色无华；或手足发热，咽干口燥。

【附　　方】

方　名	组　方	用　法	功　效	主　治
黄芪建中汤（《金匮要略》）	小建中汤加黄芪一两半	水煎服	温中补气，和里缓急	中焦虚寒，气虚弱，虚劳里急，诸不足

续表

方　名	组　方	用　法	功　效	主　治
十四味建中汤（《太平惠民和剂局方》）	人参、白术、茯苓、炙甘草、熟地黄、白芍、当归、川芎、炙黄芪、肉桂、附子、半夏、麦冬、肉苁蓉各等份	上述药材研成细末，每次三钱，加生姜3片、大枣1枚，水煎温服	补益气血，调和阴阳	阴证发斑。症见手足胸背等部位发稀疏淡红色斑点，高出皮肤，似蚊虫叮咬状

益气聪明汤

益气聪明汤蔓荆，升葛参芪黄柏并，

再加芍药炙甘草，耳聋目障服之清。

【组　方】　黄芪、人参各五钱，葛根、蔓荆子各三钱，白芍、黄柏各二钱，升麻一钱半，炙甘草一钱。

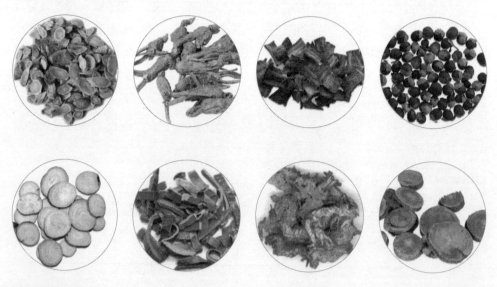

【方　解】　益气聪明汤出自李东垣的《东垣试效方》。本方中气不足，清阳不升为其主证，并兼心火亢盛之证。方中人参、黄芪甘温以补脾胃；甘草甘缓以和脾胃；干葛、升麻、蔓荆子轻扬升发，能入阳明，鼓舞胃气，上行头目。中气既足，清阳上升，则九窍通利，耳聪而目明矣；白芍敛阴和血，黄柏补肾生水。盖目为肝窍，耳为肾窍，故又用二者平肝滋肾也。诸药合用，中气得补，清阳得升，肝肾受益，耳目聪明，故名为益气聪明汤。

【煎服方法】　每服四钱，水煎服。

【功效主治】　补中益气，助升清阳。主治中气不足，清阳不升。症见目内生障，视物昏花，耳鸣耳聋等。

第二章　发表之剂

麻黄汤

麻黄汤中用桂枝，杏仁甘草四般施[1]，
发热恶寒头颈痛，伤寒[2]服此汗淋漓[3]。

【注　释】　①施：施用。②伤寒：病名。指狭义的伤寒，为外受寒邪，感而即发的病变。③淋漓：湿淋淋往下滴，形容汗出过多。

【组　方】　麻黄三两，桂枝二两，杏仁七十个，炙甘草一两。

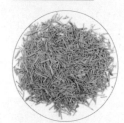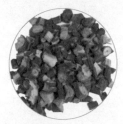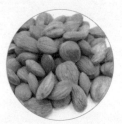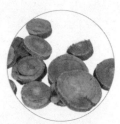

【方　解】　麻黄汤出自张仲景的《伤寒论》，常用于治疗外感风寒表实证。方中麻黄苦辛性温，善开腠发汗，祛在表之风寒，故本方用以为君药。臣以桂枝解肌发表，温通经脉。杏仁降利肺气，与麻黄相伍，一宣一降，以恢复肺气之宣降，加强宣肺平喘之功，是为宣降肺气的常用组合，为佐药。炙甘草既能调和麻、杏之宣降，又能缓和麻、桂相合之峻烈，使汗出不致过猛而耗伤正气，是使药而兼佐药之用。四药配伍，表寒得散，营卫得通，肺气得宣，则诸症可愈。

【煎服方法】　上述四味药，以水九升，先煮麻黄，去二升，除上沫，纳诸药，煮取二升半，去滓，温服八合。覆取微似汗，不须啜粥，余如桂枝法将息（现代用法：水煎服，温覆取微汗）。

【功效主治】　发汗解表，宣肺平喘。主治外感风寒表实证。症见恶寒发热，诸身疼痛，无汗且喘，舌苔薄白，脉浮紧。

桂枝汤

桂枝汤治太阳风[①]**，芍药甘草姜枣同**[②]**，**

桂麻相合名各半，太阳如疟[③]**此为功。**

【注　释】①风：中风，病名，指外感风邪的表证。②同：协同。③疟：病名，指寒热往来，发有定型定期者。

【组　方】桂枝三两，芍药三两，炙甘草二两，生姜三两，大枣十二枚。

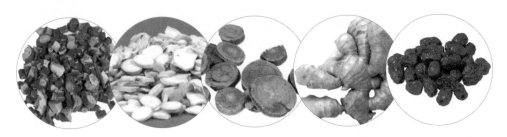

【方　解】桂枝汤出自张仲景的《伤寒论》。方中桂枝为君，助卫阳，通经络，解肌发表而祛在表之风邪。白芍为臣，益阴敛营，敛固外泄之营阴。生姜辛温，既助桂枝辛散表邪，又兼和胃止呕；大枣甘平，既能益气补中，且可滋脾生津。姜枣相配，是为补脾和胃、调和营卫的常用组合，共为佐药。炙甘草调和药性，合桂枝辛甘化阳以实卫，合白芍酸甘化阴以和营，功兼佐使之用。综观本方，药虽五味，但结构严谨，发中有补，散中有收，邪正兼顾，阴阳并调。

【煎服方法】上述五味药，以水七升。微火煮取三升，去滓，适寒温，服一升。服已须臾，啜热稀粥一升余，以助药力。温覆令一时许，遍身微有汗者佳，不可令如水流漓，病必不愈。若一服汗出病瘥，停后服，不必再服；若不汗，更服，依前法；又不汗，后服小促其间，半日许，令三服尽。若病重者，一日一夜服，周时观之，服一剂尽，病症犹存者，更作服；若不出汗，加服至二三剂。禁生冷、黏滑、肉面、五辛、酒酪、臭恶等物（现代用法：水煎服）。

【功效主治】解肌发表，调和营卫。主治感风寒表虚证。症见头痛发热，汗出恶风，口不渴，鼻鸣干呕，舌苔薄白，脉浮缓或浮弱。

【附　　方】

方　名	组　方	用　法	功　效	主　治
桂枝麻黄各半汤（《伤寒论》）	桂枝一两十六铢，芍药、生姜、炙甘草、麻黄各一两，大枣四枚，杏仁二十四枚	水煎服	发汗解表，调和营卫	太阳病，如疟状，热多寒少，发热恶寒，其人不呕等症

大青龙汤

大青龙汤桂麻黄，杏草石膏姜枣藏①，
太阳无汗兼烦躁，风寒两解此为良。

【注　释】　①藏：在内。

【组　方】　麻黄六两，桂枝、炙甘草各二两，杏仁四十粒，石膏如鸡子大，生姜三两，大枣十二枚。

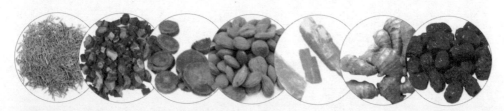

【方　解】　大青龙汤出自张仲景的《伤寒论》，用于治疗外感风寒，兼有里热者，外感风寒表实重证为本方主证。风寒不解，卫阳闭郁，始见化热，为其兼证。本方是以麻黄汤加重麻黄、甘草的用量，再加石膏、生姜、大枣所组成。麻黄汤功能发汗解表，本方加重麻黄则发汗解表之力更强；增加石膏清内热，除烦躁；倍甘草，加姜、枣，是和中气，调营卫，助汗源。诸药合用，共奏发汗解表、清热除烦之功。

【煎服方法】　水煎服。取微汗，汗出多者，以温粉扑之。

【功效主治】　发汗解表，清热解烦。主治外感风寒。症见汗不易出日烦躁，身痛，脉浮紧。

小青龙汤

小青龙汤治水气①，喘咳呕哕②渴利③慰④，

姜桂麻黄芍药甘，细辛半夏兼五味。

【注　　释】　①水气：指水饮，痰饮。②哕：呕吐时嘴里发出的声音。③利：腹泻。④慰：平息。

【组　　方】　麻黄、白芍、细辛、干姜、炙甘草、桂枝各三两，半夏半升，五味子半升。

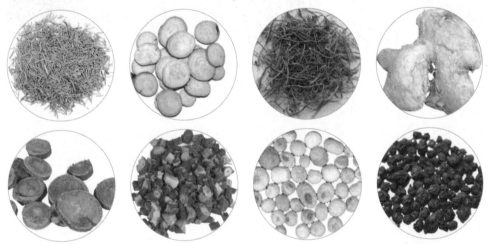

【方　　解】　小青龙汤出自张仲景的《伤寒论》，用于治疗外感风寒，水饮内停者。方中麻黄、桂枝相须为君，发汗散寒以解表邪，且麻黄又能宣发肺气而平喘咳，桂枝化气行水以利里饮之化。干姜、细辛为臣，温肺化饮，兼助麻、桂解表祛邪。然而素有痰饮，脾肺本虚，若纯用辛温发散，恐耗伤肺气，故佐以五味子敛肺止咳、白芍和养营血；半夏燥湿化痰，和胃降逆，亦为佐药。炙甘草兼为佐使之药，既可益气和中，又能调和辛散酸收之品。诸药合用，解表与化饮配合，而表里双解。

【煎服方法】　以上八味药，以水一斗，先煮麻黄，减二升，去上沫，内诸药。煮取三升，去滓，温服一升（现代用法：水煎服）。

【功效主治】　解表散寒，温肺化饮。主治外寒内饮。症见恶寒发热，无汗，胸痞喘咳，痰多而稀，或喘咳，不得平卧，或身体疼重，舌苔白滑，头面四肢浮肿，脉浮者。

葛根汤

葛根汤内麻黄襄，桂甘芍药枣生姜，
轻可去实因无汗，有汗加葛无麻黄。

【组　　方】葛根四两，麻黄、生姜各三两，桂枝、炙甘草、芍药各二两，大枣十二枚。

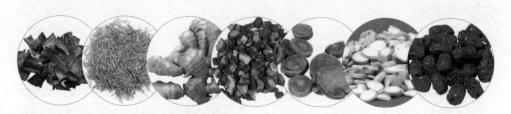

【方　　解】葛根汤出自张仲景的《伤寒论》。外感风寒，经气不利为本方主证。方中葛根解肌散邪，生津通络；辅以麻黄、桂枝疏散风寒，发汗解表；芍药、炙甘草生津养液，缓急止痛；生姜、大枣调和脾胃，鼓舞脾胃生发之气。诸药配伍，共奏发汗解表，升津舒经之功效。

【煎服方法】水煎温服。

【功效主治】发汗解表，濡润筋脉。主治外感风寒，筋脉失养。症见恶寒发热，头痛项强，无汗，苔薄白，脉浮紧。

升麻葛根汤

升麻葛根汤钱氏，再加芍药甘草是，
阳明发热与头痛，无汗恶寒均堪①倚。
亦治时疫②与阳斑③，痘疹④已出慎勿使。

【注　　释】①堪：胜任，可以，能够。②时疫：某一时令流行的某种传染病。③阳斑：即阳证发斑，症见头面胸背四肢出现红色斑点，高出皮肤，轻者各自分清，重者连成一片。④痘疹：皮肤病变，是出现在皮肤上的斑疹、丘疹、水痘的总称。

【组　　方】　升麻、葛根、芍药、炙甘草各等份。

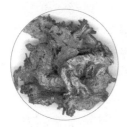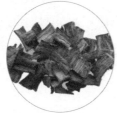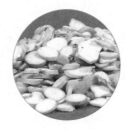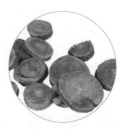

【方　　解】　升麻葛根汤出自《太平惠民和剂局方》，用于治疗麻疹初起。方中升麻、葛根辛凉解肌，解毒透疹；芍药和营泄热；甘草益气解毒，调和诸药。四味合用，共奏辛凉疏表，解肌透疹之功。

【煎服方法】　每服三钱，水一盏半煎至一盏，量大小与之，温服无时。

【功效主治】　解肌透疹。主治麻疹初起未发，或发而不透，身热头痛，无汗口渴，以及发疹、阳斑和时疫初起等。

九味羌活汤

九味羌活用防风，细辛苍芷与川芎，

黄芩生地同甘草，三阳①解表益姜葱。

【注　　释】　①三阳：太阳经、阳明经、少阳经。

【组　　方】　羌活、防风、苍术各一钱半，细辛五分，川芎、白芷、生地黄、黄芩、甘草各一钱。

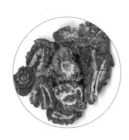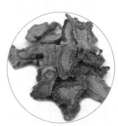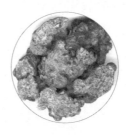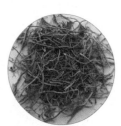

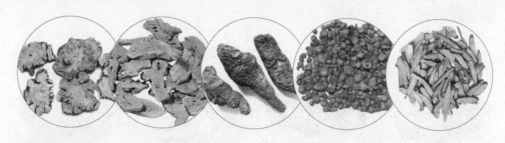

【方　解】　九味羌活汤为张元素方，出自王好古的《此事难知》，用于治疗外感风寒湿邪，兼有里热者。方中羌活辛苦性温，散表寒，祛风湿，利关节，止痹痛，为治太阳风寒湿邪在表之要药，故为君药。防风辛甘性温，为风药中之润剂，祛风除湿，散寒止痛；苍术辛苦而温，功可发汗祛湿，为祛太阴寒湿的主要药物。两药相合，协助羌活祛风散寒，除湿止痛，是为臣药。细辛、白芷、川芎祛风散寒，宣痹止痛，其中细辛善止少阴头痛、白芷善解阳明头痛、川芎长于止少阳厥阴头痛，此三味与羌活、苍术合用，为本方"分经论治"的基本结构。生地黄、黄芩清泄里热，并防诸辛温燥烈之品伤津，以上五药俱为佐药。甘草调和诸药为使。九味配伍，既能统治风寒湿邪，又能兼顾协调表里，共成发汗祛湿，兼清里热之剂。

【煎服方法】　水煎服。若急汗热服，以羹粥投入；若缓汗，温服，而不用汤投之。

【功效主治】　发汗祛湿，兼清里热。主治外感风寒湿邪。症见恶寒发热，肌表无汗，肢体酸痛，头痛项强，口苦而渴，舌苔薄白微腻，脉浮或浮紧。

神术散

神术散用甘草苍，细辛藁本芎芷羌，

各走一经祛风湿，风寒泄泻总堪尝。

太无①神术即平胃，加入菖蒲与藿香。

海藏②神术苍防草，太阳无汗代麻黄。

若以白术易苍术，太阳有汗此方良。

【注　释】　①太无：即罗太无，名知悌，字子敬，世称太无先生。②海藏：即王海藏，名好古，字进之，号海藏先生。

【组　方】　苍术二两，川芎、白芷、羌活、藁本、细辛、炙甘草各一两。

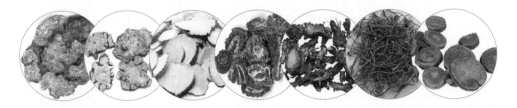

【方　解】　神术散出自《太平惠民和剂局方》。外感风寒湿邪为本方主证。外邪阻滞经脉，不通则痛，故头身疼痛，为次要症状。余症可随主证而解。方中重用苍术芳香燥烈，外可解表发汗，内可健脾燥湿，故泄泻可止，为君药。羌活助苍术散寒祛湿止痛，为臣药。细辛入少阴经，川芎入少阳经，藁本入膀胱经，白芷入阳明经，合而用之可除诸经头身疼痛，又可助君药解表；生姜、葱白通阳解表，共为佐药。炙甘草调和诸药，为使药。

【煎服方法】　加生姜、葱白，水煎服。

【功效主治】　散寒祛湿。主治外感风寒湿。症见恶寒发热，头痛无汗，鼻塞声重，身体疼痛，咳嗽头晕，以及大便泄泻等。

【附　方】

方　名	组　方	用　法	功　效	主　治
太无神术散（《医方考》）	苍术、厚朴各一钱，陈皮二钱，炙甘草、菖蒲、藿香各一钱半	水煎服	祛湿解表，理气和中	时行不正之气所引起的憎寒壮热，周身疼痛，或头面轻度浮肿
海藏神术散（《阴证略例》）	苍术、防风各二两，炙甘草一两	加葱白、生姜同煎服	散寒除湿	内伤冷饮，外感寒邪，恶寒无汗等。本方较麻黄汤发汗力缓
白术汤（《阴证略例》）	若将前方白术换苍术，不用葱白，名为"白术汤"	水煎服	发汗解表，化蚀辟秽	内治伤冷饮，外感风邪，发热有汗之症。因苍术可发汗，白术能止汗，用时酌情选用

麻黄附子细辛汤

麻黄附子细辛汤，发表温经两法彰，
若非表里相兼治，少阴反热曷①能康。

【注　释】　①曷(hé)：何时。

【组　方】　麻黄、细辛各二两，附子一枚。

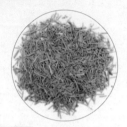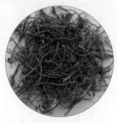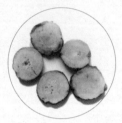

【方　解】　麻黄附子细辛汤出自张仲景的《伤寒论》。本证由素体阳虚、复感风寒所致。治疗方法以温经解表为主。素体阳虚，应不发热，今反发热，并恶寒剧甚，虽厚衣重被，其寒不解，是外受风寒，邪正相争所致；表证脉当浮，今脉象反沉微，兼见神疲欲寐，是知阳气已虚。此阳气外感，表里俱寒证。方中麻黄辛温，发汗解表为君药。附子辛热，温肾助阳，为臣药。二药配合，相辅相成，为助阳解表的常用组合。细辛归肺肾二经，芳香气浓，性善走窜，通彻表里，既能祛风散寒，助麻黄解表，又可鼓动肾中真阳之气，协助附子温里，为佐药。三药合用，补散兼施，是表散外感风寒之邪，温补在里之阳气。

【煎服方法】　水煎温服。

【功效主治】　助阳解表。主治少阴病始得之，反发热，脉沉者。

人参败毒散

人参败毒茯苓草，枳桔柴前羌独芎，
薄荷少许姜三片，时型感冒有奇功，
去参名为败毒散，加入消风治亦同。

【组　方】　人参、羌活、独活、柴胡、前胡、川芎、枳壳、桔梗、茯苓各一两，甘草五钱。

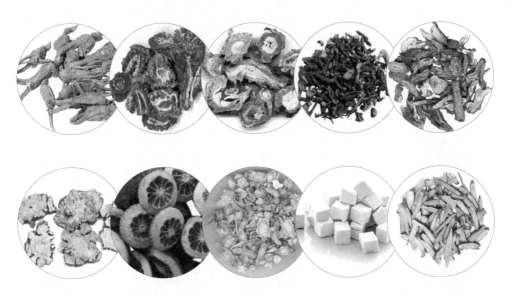

【方　　解】　人参败毒散出自朱肱的《类证活人书》。外感风寒湿邪为本方主证。咳痰胸闷，为兼痰邪；脉按之无力，为兼气虚。方中羌活、独活为君，辛温发散，通治一身上下之风寒湿邪。川芎行气祛风，柴胡疏散解肌，并为臣药，助羌活、独活散外邪，除疼痛。桔梗宣肺，枳壳降气，前胡祛痰，茯苓渗湿，以宣利肺气，化痰止咳，皆为佐药。甘草调和诸药，兼以益气和中，生姜、薄荷为引，协助解表之力，皆属佐使之品。方中人参亦属佐药，用量虽小，却具深义：一是扶助正气以祛邪外出；二是散中有补，不致耗伤真元。本方原为小儿而设，因小儿元气未充，故用小量人参，补其元气，扶正以托邪外出。以此治疗外邪陷里而成之痢疾，其证为外邪从表陷里，用此方疏散表邪，表气疏通，里滞亦除，其痢自止。此种治法，称为"逆流挽舟"法。但本方为辛温香燥之剂，若痢下不爽，里急后重，或便脓血，是邪已入里化热。无表证者，亦应忌用。用治四时感冒有良效。

【煎服方法】　上药为末，每服二钱，入生姜三片、薄荷少许煎服。

【功效主治】　发汗祛湿，益气解表。主治气虚外感风寒湿。症见憎寒壮热，头项强痛，肢体酸痛，无汗，鼻塞声重，咳嗽有痰，胸膈痞满，舌淡苔白，脉浮而按之无力。

再造散

再造散用参芪甘，桂附羌防芎芍参，

细辛加枣煨姜煎，阳虚无汗法当谙①。

【注　释】　①谙(ān)：熟悉。

【组　方】　黄芪二钱，人参、桂枝、芍药、熟附子、细辛、羌活、防风、川芎、煨生姜各一钱，甘草五分。

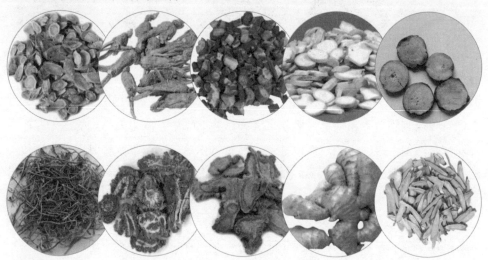

【方　解】　再造散出自陶节庵的《伤寒六书》。本证是由素体阳虚，外感风寒，邪在肌表所致。治疗方法以助阳益气，散寒解表为主。热轻寒重，肢冷嗜卧，面色苍白，语言低微，舌淡苔白，脉沉无力，属阳气虚衰的表现。方中用黄芪、人参、附子补气助阳，以治阳虚。桂枝、细辛、羌活、川芎、防风疏风散寒，以解表逐邪。芍药和营，并利用其寒凉之性以制约附、桂、羌、辛等药的温燥之性。煨姜温胃，大枣滋脾，合用益脾胃、调营卫、助汗源。甘草甘缓，缓和辛温之药发汗之力，并可调和诸药。诸药配合，扶正不留邪，发汗不伤正，恰到好处。

【煎服方法】　加大枣二枚，水煎服。

【功效主治】　解表散寒，助阳益气。主治阳虚虚弱，外感风寒。症见恶寒发热，热轻寒重，无汗肢冷，倦怠嗜卧，面色苍白，语言低微，舌淡苔白，脉沉无力或浮大无力。

〈麻黄人参芍药汤〉

麻黄人参芍药汤，桂枝五味麦冬襄，
归芪甘草汗兼补，虚人外感服之康。

【组　　方】　人参、麦冬各三分，桂枝五分，黄芪、当归身、麻黄、炙甘草、白芍各一钱，五味子五粒。

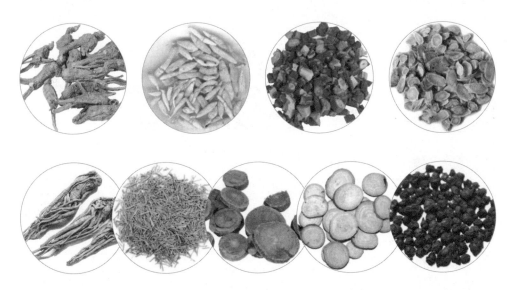

【方　　解】　麻黄人参芍药汤出自李东垣的《脾胃论》。外感风寒表证为本方主证。气血不足，内有郁热，皆为兼证。方以麻黄发汗散寒，为君药。桂枝助麻黄通达营卫，发汗祛邪，为臣药。人参、黄芪补中益气；当归、白芍补血敛阴；麦冬、五味子滋阴生津，为佐药。炙甘草调和诸药，为使药。诸药相合，益气养血，滋阴清热，外散表邪，扶正解表。

【煎服方法】　水煎温服。

【功效主治】　散寒解表，益气养血。主治脾胃虚弱，外感风寒。症见恶寒发热，无汗，心烦，倦怠乏力，面色苍白，或见吐血者。

神白散

神白散用白芷甘，姜葱淡豉与相参，

一切风寒皆可服，疏表祛邪效可推。

肘后单煎葱白豉，用代麻黄功不斩。

【组　方】白芷一两，甘草五钱，淡豆豉五十粒，生姜三片，葱白三寸。

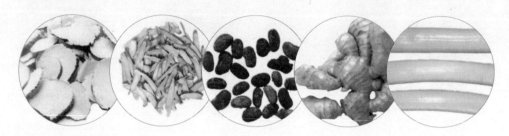

【方　解】神白散出自朱端章的《卫生家宝方》。本方主证为外感风寒轻证。外邪束表，经输不利，故见头痛，为次要症状。方以白芷散风止痛，为君药。葱白、淡豆豉通阳解表，助君药外散风寒，为臣药。生姜散寒和胃，为佐药。甘草调和诸药，为使药。

【煎服方法】水煎温服。

【功效主治】解表散寒。主治外感风寒初起。症见恶寒发热，头痛无汗，舌苔薄白，脉浮。

【附　方】

方　名	组　方	用　法	功　效	主　治
葱豉汤（《肘后备急方》）	葱白一握，淡豆豉一升	水煎温服	发汗解表	伤寒初起，恶寒发热，头痛鼻塞，无汗等症

十神汤

十神汤里葛升麻，陈草芎苏白芷加，
麻黄赤芍兼香附，时邪①感冒效堪夸。

【注　释】 ①时邪：指四时气候异常变化时发生传染性和流行性的疾病。

【组　方】 葛根十四两，升麻、陈皮、炙甘草、川芎、紫苏叶、白芷、麻黄、赤芍、香附各四两。

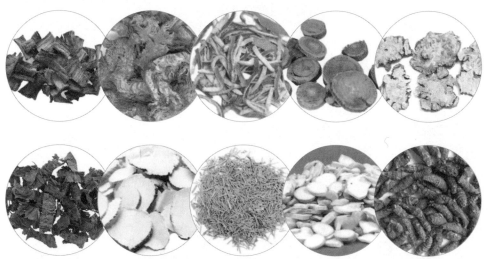

【方　解】 十神汤出自《太平惠民和剂局方》。方中麻黄、紫苏叶、白芷解表散寒，疏风散邪；香附、陈皮又可助紫苏叶理气解郁，行气宽中之力；葛根、升麻、川芎解肌发表，配伍赤芍，既可清气郁化热，又能防辛温之品伤津助热之弊；炙甘草调药和中；煎加生姜、葱白，加强通阳解表之力。

【煎服方法】 加生姜五片，带须葱白三茎，水煎温服。

【功效主治】 解肌发表，理气和中。主治感冒风寒，郁而化热。症见恶寒渐轻，身热增加，口微渴，无汗头痛，烦闷，胸脘痞闷，不思饮食，舌苔薄白或薄黄，脉浮。

第三章　攻里之剂

大承气汤

大承气汤用芒硝，枳实厚朴大黄饶①，
救阴泻热功偏擅，急下阳明有数条。

【注　　释】　①饶：另外增添。

【组　　方】　大黄四两，厚朴八两，枳实五枚，芒硝三合。

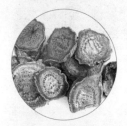 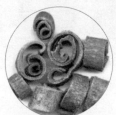 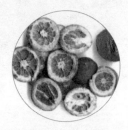 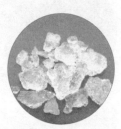

【方　　解】　大承气汤出自张仲景的《伤寒论》，用于治疗阳明腑实证。方中大黄泻热通便，荡涤肠胃，为君药。芒硝助大黄泻热通便，并能软坚润燥，为臣药，二药相须为用，峻下热结之力甚强；积滞内阻，则腑气不通，故以厚朴、枳实行气散结，消痞除满，并助硝、黄推荡积滞以加速热结之排泄，共为佐使。四药相合，共奏峻下热结之功。

【煎服方法】　水煎，先煮枳实、厚朴，后下大黄，芒硝溶服，分两次温服。若便通则停服第二次。

【功效主治】　峻下热结。主治阳明腑实证。症见身热汗出，心下痞塞不通（痞），胸腹胀满（满），大便干燥（燥），腹痛拒按，或热结旁流，下利清水，其气臭秽（实），舌苔黄燥起刺，脉沉实。

小承气汤

小承气汤朴实黄，谵狂^①痞硬上焦^②强，
益以羌活名三化，中风^③闭实可消详。

【注　释】①谵狂：指阳明实热扰及神明时，出现神志不清、胡言乱语的重证。②上焦：三焦之一。三焦的上部，从咽喉至胸膈部分。包括心、肺两脏。③中风：病名，亦称卒中。指突然昏仆，不省人事，或突然半身不遂，口眼歪斜，言语不利的病症。

【组　方】大黄四两，厚朴二两，枳实三枚。

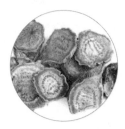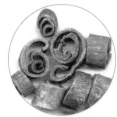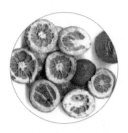

【方　解】小承气汤出自张仲景的《伤寒论》，用于治疗阳明腑实证。方中以厚朴、枳实去上焦、中焦满闷、痞胀，以大黄荡胃中之实热。诸药合用，可以轻下热结，除满消痞。

【煎服方法】水煎分两次服。若便通停服第二次。

【功效主治】轻下热结。主治阳明腑实证。症见大便不通，谵语潮热，脘腹痞满，舌苔黄腻，脉滑疾；痢疾初发，腹中胀痛，里急后重等。

【附　方】

方　名	组　方	用　法	功　效	主　治
三化汤（《活法机要》）	小承气汤加羌活	水煎服	通便散风	类中风外无表证，内有二便不通者。体壮之人方可服用

调胃承气汤

调胃承气硝黄草，甘缓微和将胃保，

不用朴实伤上焦，中焦燥实服之好。

【组　方】 大黄四两，芒硝半升，炙甘草二两。

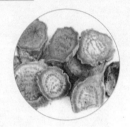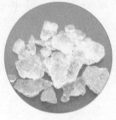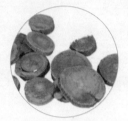

【方　解】 调胃承气汤出自张仲景的《伤寒论》，用于治疗阳明腑实证。方中大黄苦寒，泻火通结为君，芒硝咸寒，软坚润燥为臣，甘草甘缓和中，益气养胃，以缓硝、黄之苦泄，使药力缓缓下行为佐。燥热得解，胃气自和，故名调胃承气汤。

【煎服方法】 水煎服。

【功效主治】 缓下热结。主治阳明腑实证。症见大便不通，恶热口渴，舌苔黄，脉滑数；以及胃肠积热引起的发斑吐衄，口齿咽痛等。

木香槟榔丸

木香槟榔青陈皮，枳克柏连棱术随，

大黄黑丑兼香附，泻痢后重热滞宜。

【组　方】 木香、槟榔、青皮、陈皮、广茂（莪术）、黄连各一两，黄柏、大黄各三两，香附、牵牛子各四两。

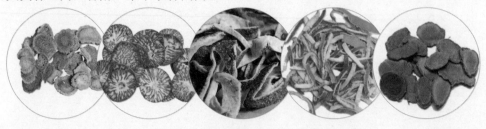

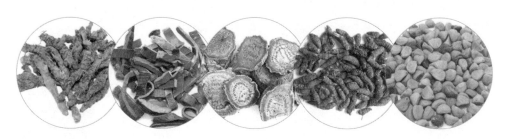

【方　解】　木香槟榔丸出自张子和的《儒门事亲》。本方主治湿热食积证，其病机核心为食积停滞，壅塞气机，生湿蕴热，治宜行气导滞、攻积泄热。方中用木香、槟榔行气导滞，调中止痛，消脘腹胀满，除里急后重，为君药。大黄、牵牛子攻积导滞，泄热通便；青皮、香附疏肝理气，消积止痛，助木香、槟榔行气导滞，共为臣药。莪术祛瘀行气，散结止痛；陈皮理气和胃，健脾燥湿；黄连、黄柏清热燥湿而止痢，均为佐药。诸药合用，以行气导滞为主，配以清热、攻下、活血之品，共奏行气导滞、攻积泄热之功。

【煎服方法】　上为细末，水丸，如小豆大，每服三十丸，食后生姜汤下。

【功效主治】　攻积泄热，行气导滞。主治痢疾、食积。症见赤白痢疾，里急后重；或食积内停，脘腹胀满，大便秘结，舌苔黄腻，脉沉实。

〈枳实导滞丸〉

枳实导滞首大黄，芩连曲术茯苓襄，
泽泻蒸饼糊丸服，湿热积滞力能攘①，
若还后重兼气滞，木香导滞加槟榔。

【注　释】　①攘：排除。

【组　方】　大黄一两，枳实、神曲各五钱，茯苓、黄芩、黄连、白术各三钱，泽泻二钱。

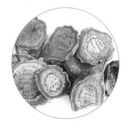
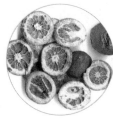
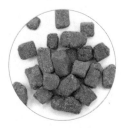
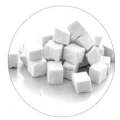

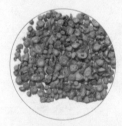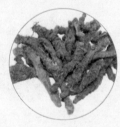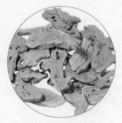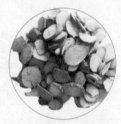

【方　解】　枳实导滞丸出自李东垣的《内外伤辨惑论》。湿热食积，阻滞肠胃，为本方主证。积滞内停，气机壅滞，故脘腹胀痛，为次要症状。食积不化，湿热内停，也可见泄泻下利。方中大黄攻积泻热，使积滞从大便出，为君药。黄芩、黄连清热燥湿，厚肠止痢，为臣药。枳实行气导滞，消除胀满；神曲消食化滞；白术、茯苓、泽泻健脾利湿，共为佐药。诸药配合，攻积导滞，清热祛湿，诸症自愈。本方泄泻、下利，为"通因通用"法。

【煎服方法】　上药研为细末，用蒸饼泡成糊，和药末做成梧桐子大药丸，每服五十至九十丸，温水送下，食远，量虚实加减服之。

【功效主治】　消食导滞，清热祛湿。主治湿热食积。症见脘腹胀满，下利泄泻，或大便秘结，小便短赤，舌苔黄腻，脉沉有力。

【附　方】

方　名	组　方	用　法	功　效	主　治
木香导滞丸（《松崖医径》）	枳实导滞丸加木香、槟榔而成	温水开水服	顺气宽胸，和胃导滞	可治兼有后重气滞的湿热积滞证

温脾汤

温脾参附与干姜，甘草当归硝大黄，
寒热并行治寒积[1]，脐腹绞结[2]痛非常。

【注　释】　①寒积：阴寒凝滞引起的大便秘结。②绞结：剧烈的阵发性腹痛。

【组　方】　大黄五两，当归、干姜各三两，附子、人参、芒硝、甘草各二两。

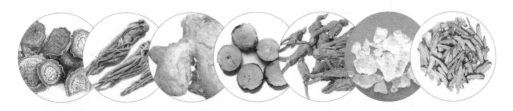

【方　解】　温脾汤出自孙思邈的《备急千金要方》，用于治疗冷积内停证。方中附子配大黄为君，用附子之大辛大热温壮脾阳，解散寒凝，配大黄泻下已成之冷积。芒硝润肠软坚，助大黄泻下攻积；干姜温中助阳，助附子温中散寒，均为臣药。人参、当归益气养血，使下不伤正为佐。甘草既助人参益气，又可调和诸药为使。诸药协力，使寒邪去，积滞行，脾阳复。

【煎服方法】　水煎分三次服。

【功效主治】　攻下冷积，温补脾阳。主治寒积腹痛。症见便秘腹痛，脐下绞痛，绕脐不止，手足欠温，苔白不渴，脉沉弦而迟。

《 蜜煎导法① 》

蜜煎导法通大便，或将胆汁灌肛中，
不欲苦寒伤胃腑，阳明无热勿轻攻。

【注　释】　①导法：通导大便的方法，与导便同义。是把液体药物灌入肠中，或把润滑性的锭剂塞入肛门内，以通下大便。

【组　方】　食蜜七合。

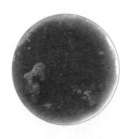

【方　解】　本方出自张仲景的《伤寒论》。由蜂蜜组成，具有润肠通便之功，用于治疗肠燥津枯便秘。阳明发汗后，津液大伤，仅有大便秘结，而无潮热谵语之象，不能用承气之类，以免更伤胃气。方中一味蜂蜜润肠通便，将蜂蜜从肛门塞入。主要是借蜂蜜的润滑之性，使粪便易于排出。对于内无热邪之虚性便秘，用此法，免伤胃气。

【煎服方法】　将蜂蜜放在铜器内，用微火煎，时时搅和，不可发焦，等煎至可用手捻作锭时取下，稍候，趁热做成手指粗，两头尖，长二寸左右的锭状物。用时塞入肛门。

【功效主治】　润肠通便。主治津液不足，大便燥结。

【附　方】

方　名	组　方	用　法	功　效
猪胆汁导法（《伤寒论》）	大猪胆一枚，和醋少许	将一竹管削净并将一端磨滑，插入肛门内，将已混好的胆汁灌入肛门内	润肠通便

第四章　涌吐之剂

瓜蒂散

瓜蒂散中赤小豆，或入藜芦郁金凑①。

此吐实热与风痰②，虚者参芦一味匀③，

若吐虚烦④栀豉汤，剧痰乌附尖方透⑤，

古人尚有烧盐方，一切积滞功能奏。

【注　释】　①凑：会合，合用。②风痰：病症名，痰证的一种。指素有痰疾，因感受风邪或因风热拂郁而发。③匀：匀取，消除。④虚烦：指状如伤寒，但不恶寒，身不疼痛，头不痛，脉不紧数，独热者。⑤透：透彻。

【组　方】　瓜蒂、赤小豆各一分。

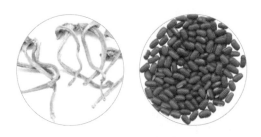

【方　解】　瓜蒂散出自张仲景的《伤寒论》，用于治疗痰涎、宿食壅滞胃脘。方中瓜蒂味苦，善于涌吐痰涎宿食，为君药。赤小豆味酸平，能祛湿除烦懑，为臣药。君臣配伍，相须相益，酸苦涌泻，增强催吐之力。以淡豆豉煎汤调服，取其轻清宣泄之性，宣解胸中邪气，利于涌吐，又可安中护胃，使在快吐之中兼顾护胃气。三药合用，涌吐痰涎宿食，宣越胸中邪气，使壅滞胸脘之痰食得以涌吐排出，诸症自解。

【煎服方法】 上述两味药研细末和匀，每服一分，用豆豉三分煎汤送服。不吐者，用洁净翎毛探喉取吐。

【功效主治】 涌吐痰涎宿食。主治痰涎宿食，壅滞胸脘。症见胸中痞硬，烦懊不安，气上冲咽喉不得息，寸脉微浮者。

【附　方】

方　名	组　方	用　法	功　效	主　治
三圣散（《儒门事亲》）	防风、瓜蒂各三两，藜芦或一两，或半两，或一分	研成细末，每次用热水煎服五钱取吐。另一方瓜蒂、郁金共研细末，韭菜汁调服后，再用鹅翎探吐	涌吐风痰	中风闭证。症见失声闷乱，口眼㖞斜或不省人事，脉浮滑实，牙关紧闭者
栀子豉汤（《伤寒论》）	栀子、香豉各三钱	水煎服	清热除烦	身热虚烦不眠，胸脘痞满，按之软而不硬，嘈杂似饥，但不欲食，舌红，苔微黄者
乌附尖方（《本草纲目》）	乌头和地浆水。（在土地上掘一坑，将水倒入，搅拌后澄清，取上层清水即得，有解毒作用。）	煎服	涌吐痰涎	寒痰食积，壅塞上焦者
烧盐方（《千金要方》）	食盐	将盐用开水调成饱和盐汤，每服加2000毫升，服后探吐，以吐尽宿食为度	涌吐宿食	宿食停滞或干霍乱。症见欲吐而不吐，欲泻而不泻，心烦懑者

稀涎散

稀涎皂角白矾班①，或益藜芦微吐间，

风中痰升人眩仆②，当先服此通其关。

通关散用细辛皂，吹鼻得嚏保生还。

【注　释】 ①班：同等，并列。②眩仆：头晕目眩，跌倒昏仆。

【组　方】 猪牙皂角四挺，白矾一两。

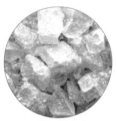

【方　解】 稀涎散出自唐慎微的《经史证类备急本草》引孙尚药方。用于治疗痰涎壅盛之中风闭证。方中白矾酸寒涌泄，化顽痰，开关涌吐。皂荚辛温而咸，辛能开窍，温能化痰，咸能散结，善开关涌吐。

【煎服方法】 共研为细末，每服半钱，温开水调下。

【功效主治】 开关涌吐。主治中风闭证。症见痰涎壅盛，喉中痰声辘辘，心神瞀闷，气塞不通，四肢不利，或仆倒不省，或口角似歪，微有涎出，脉滑实有力者。

第五章　和解之剂

〈 小柴胡汤 〉

小柴胡汤和解①供②，半夏人参甘草从③，
更用黄芩加姜枣，少阳④百病此为宗。

【注　释】　①和解：八法之一，一名和法。是针对外感病，邪既不在表，又不在里，而在半表半里之间，不能使用汗、下等法时，用以和解的治法。②供：提供，作用。此处为押韵，置于句末。意谓"具有和解作用"。③从：参加。④少阳：少阳病。《伤寒论》六经病之一，其病位既不在太阳之表，又不在阳明之里，属半表半里证。

【组　方】　柴胡半斤，黄芩、人参、炙甘草、生姜各三两，半夏半升，大枣十二枚。

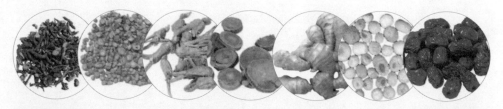

【方　解】　小柴胡汤出自张仲景的《伤寒论》，可用于治疗伤寒少阳证。方中柴胡苦平，入肝胆经，透泄少阳之邪，并能疏泄气机之瘀滞，使少阳半表之邪得以疏散，为君药。黄芩苦寒，清泄少阳半里之热，为臣药。柴胡之升散，得黄芩之降泄，两者配伍，是和解少阳的基本结构。胆气犯胃，胃失和降，佐以半夏、生姜和胃降逆止呕；邪从太阳传入少阳，缘于正气本虚，故又佐以人参、大枣益气健脾，一者取其扶正以祛邪，一者取其益气以御邪内传，俾正气旺盛，则邪无内向之机。炙甘草助参、枣扶正，且能调和诸药，为使药。诸药合用，以和解少阳为主，兼补胃气，使邪气得解，枢机得利，胃气调和，则诸症自除。

【煎服方法】　水煎分两次温服。

【功效主治】　和解少阳。①伤寒少阳证。症见往来寒热，胸胁苦满，默默不欲饮食，心烦喜呕，口苦，咽干，头晕，舌苔薄白，脉弦者。②妇人伤寒，热入血室，以及疟疾、黄疸与内伤杂病而见少阳证者。

四逆散

四逆散里用柴胡，芍药枳实甘草须[1]，

此是阳邪[2]成厥逆[3]，敛阴泄热平剂[4]扶。

【注　释】　①须：同"需"。需要。②阳邪：侵犯阳经的邪气。③厥逆：病症名。指四肢厥冷。④平剂：指性味平和的方剂。

【组　方】　甘草、柴胡、芍药、枳实各十分。

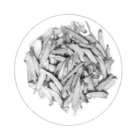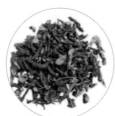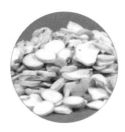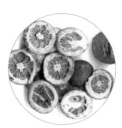

【方　解】　四逆散出自张仲景的《伤寒论》，用于治疗阳郁厥逆证。方中取柴胡入肝胆经升发阳气，疏肝解郁，透邪外出，为君药。白芍敛阴养血柔肝为臣。佐以枳实理气解郁，泄热破结，与柴胡为伍，一升一降，加强舒畅气机之功，并奏升清降浊之效；与白芍相配，又能理气和血，使气血调和。使以炙甘草，调和诸药，益脾和中。综合四药，共奏透邪解郁、疏肝理脾之效，使邪去郁解，气血调畅，清阳得伸，四逆自愈。

【煎服方法】　水煎服。

【功效主治】　透邪解郁，疏肝理脾。①肝脾不和。症见腹痛，或泻痢下重。②阳证热厥。症见手足厥逆，但上不过肘，下不过膝，久按则有微热，脉弦。

黄连汤

黄连汤内用干姜，半夏人参甘草藏，
更用桂枝兼大枣，寒热平调①呕痛忘。

【注　释】①寒热平调：指寒凉药与温热药药味相近，药力相当。

【组　方】黄连、炙甘草、干姜、桂枝各三两，人参二两，半夏半升，大枣
十二枚。

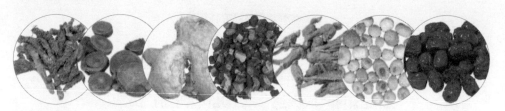

【方　解】黄连汤出自张仲景的《伤寒论》，用于胸中有热、胃中有寒之上
热下寒证。方中黄连苦寒，上清胸中之热，干姜、桂枝辛温，下散胃中之寒，二
者合用，辛开苦降，寒热并投，上下并治，以复中焦升降之职；更以半夏和胃降
逆，人参、甘草、大枣益胃和中。合而用之，能使寒散热消，中焦得和，阴阳升
降复常，痛呕自愈。

【煎服方法】水煎服。

【功效主治】平调寒热，和胃降逆。主治伤寒胸中有热，胃有邪气，腹痛，欲
呕者。

黄芩汤

黄芩汤用甘芍并，二阳合利枣加烹，
此方遂为治痢祖，后人加味或更名。
再加生姜与半夏，前症兼呕此能平，
单用芍药与甘草，散逆止痛能和营。

【组　方】黄芩三两，芍药、炙甘草各二两，大枣十二枚。

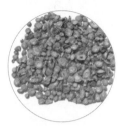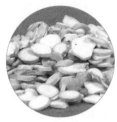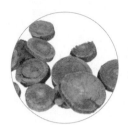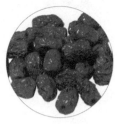

【方　　解】　黄芩汤出自张仲景的《伤寒论》，主治热泻热痢。方中黄芩苦寒，清泄少阳、阳明之热；白芍酸寒，益阴和营，土中泻木；甘草、大枣益脾和中，顾护正气。综观全方，可使少阳邪热得清，枢机得利，里气因和则腹痛下利，诸症可愈，太阳表邪自然解除。后世治痢之方，多是从本方化裁而成。

【煎服方法】　水煎服。

【功效主治】　清肠止痢。主治泄泻或下利脓血，身热但不发恶寒，心下痞，腹痛，口苦，舌红苔腻，脉弦数。

【附　　方】

方　名	组　方	用　法	功　效	主　治
黄芩加半夏生姜汤（《伤寒论》）	黄芩汤加半夏三钱，生姜三片	水煎服	清热止痢，降逆止呕	黄芩汤兼见呕吐痰水
芍药甘草汤（《伤寒论》）	芍药三两，甘草二两	水煎服	缓急止痛	胃气不和，腹痛或误汗后脚挛急等

逍遥散

逍遥散用当归芍，柴苓术草加姜薄，

散郁除蒸功最奇，调经八味丹栀着。

【组　　方】　当归、茯苓、芍药、白术、柴胡各一两，炙甘草半两。

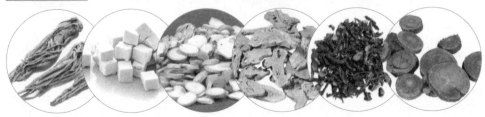

【方　解】　逍遥散出自《太平惠民和剂局方》，用于治疗肝郁血虚脾弱。方中柴胡疏肝解郁，当归、白芍养血柔肝，白术、甘草、茯苓健脾养心，薄荷助柴胡以散肝郁，煨生姜温胃和中。诸药合用，可收肝脾并治，气血兼顾的效果。凡属肝郁血虚，脾胃不和者，皆可化裁应用。

【煎服方法】　上述各味为粗末，每服二钱，加烧生姜一块（切破），薄荷少许，水煎服。

【功效主治】　疏肝解郁，养血健脾。主治肝郁脾虚血虚证。症见两胁酸痛，头痛目眩，神疲食少，口燥咽干或往来寒热，或月经失调，乳房胀痛，脉弦而虚。

藿香正气散

藿香正气大腹苏，柑橘陈苓术朴俱[①]，
夏曲白芷加姜枣，感伤岚瘴[②]并能祛。

【注　释】　①俱：在一起。②岚瘴：山林间的瘴气。

【组　方】　大腹皮、白芷、紫苏叶、茯苓各一两，半夏曲、白术、陈皮、厚朴、桔梗各二两，藿香三两，炙甘草二两半。

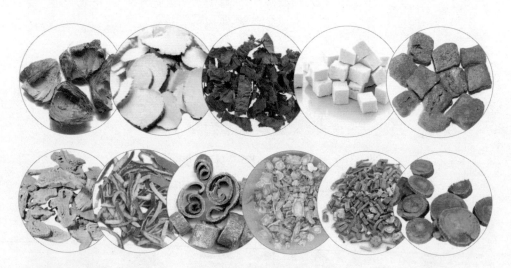

【方　解】　藿香正气散出自《太平惠民和剂局方》，用于治疗外感风寒内伤湿滞证。方中藿香为君，既以其辛温之性而解在表之风寒，又取其芳香之气而化在里之湿浊，且可辟秽和中而止呕，为治霍乱吐泻之要药。半夏曲、陈皮理气燥湿，和胃降逆以止呕；白术、茯苓健脾运湿以止泻，共助藿香内化湿浊而止吐泻，俱为臣药。湿浊中阻，气机不畅，故佐以大腹皮、厚朴行气化湿，畅中行滞，且寓气行则湿化之义；紫苏叶、白芷辛温发散，助藿香外散风寒，紫苏叶尚可醒脾宽中，行气止呕，白芷兼能燥湿化浊；桔梗宣肺利膈，既益解表，又助化湿；煎用生姜、大枣，内调脾胃，外和营卫。使以甘草调和药性，并协姜、枣以和中。方中诸药相配，化湿解表，升清化浊，为夏季家中必备方剂。

【煎服方法】　加生姜三片，大枣两枚，水煎服。

【功效主治】　解表化湿，理气和中。①外感风寒，内伤湿滞证。症见发热恶寒，头痛，胸脘满胀，舌苔白腻。②霍乱以及感不正之气。

六和汤

六和①藿朴杏砂呈②，半夏木瓜赤茯苓，
术参扁豆同甘草，姜枣煎之六气平，
或益香薷或苏叶，伤寒伤暑③用须明。

【注　释】　①六和：风、暑、湿、火、燥、寒等六淫之邪均能抵御。②呈：呈现，显露。③伤暑：病名。夏月中暑病症的总称。

【组　方】　砂仁、半夏、杏仁、人参、白术、甘草各一两，赤茯苓、藿香、白扁豆、木瓜各二两，厚朴四两。

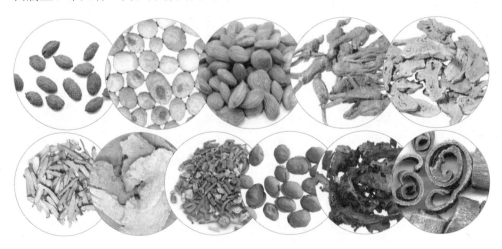

【方　　解】六和汤出自《太平惠民和剂局方》，可用于治疗暑湿外袭脾胃失和。方中藿香、砂仁、杏仁、厚朴香能舒脾，辛能行气，而砂仁、厚朴兼能化食。木瓜酸能平肝舒筋。白扁豆、赤茯苓淡能渗湿清热，而白扁豆又能散暑和脾。半夏辛温，散逆而止呕。人参、白术甘温，补正以匡邪。甘草补中，调和诸药。姜枣发散而调营卫。诸药相配，共奏消暑化湿、健脾和胃之功。

【煎服方法】入生姜三片，大枣一枚，水煎服。

【功效主治】消暑化湿，健脾和胃。主治暑湿外袭，脾胃失和。症见霍乱吐泻，倦怠久睡，胸膈痞闷，头目昏痛，身体困倦，恶寒发热，口微渴，舌苔白滑者。

清脾饮

清脾饮用青朴柴，苓夏甘芩白术偕，
更加草果姜煎服，热多阳疟①此方佳。

【注　　释】①阳疟：疟疾中属阳热性质的一类。

【组　　方】青皮、厚朴、柴胡、黄芩、半夏、茯苓、白术、草果、甘草各等份。

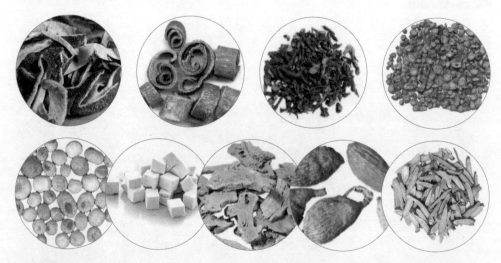

【方　　解】清脾饮出自严用和的《济生方》，用于治疗热疟（疟疾痰湿化热）。方中青皮、厚朴清去脾部之痰，半夏、茯苓清去脾中之湿，柴胡、黄芩清

去脾中之热，白术、甘草清去脾脏之虚，而草果仁又清膏粱之痰。诸药合用，共奏扶正祛邪、健脾祛湿之效。

【煎服方法】　加生姜三片，病发前两小时水煎服。

【功效主治】　健脾祛湿，化痰截疟。主治疟疾湿痰内遏。症见热重寒轻，口苦心烦，胸膈满闷，小便黄赤，舌苔白腻，脉象弦滑数。

痛泻要方

痛泻要方陈皮芍，防风白术煎丸酌[①]，
补泻并用理肝脾，若作食伤医更错。

【注　释】　①酌：斟酒，饮酒。引申为煎好的药汁一同饮用。

【组　方】　炒白术三两，炒白芍二两，炒陈皮一两半，防风一两。

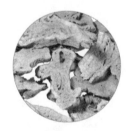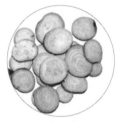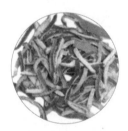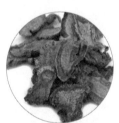

【方　解】　痛泻要方出自朱丹溪的《丹溪心法》，用于治疗脾虚肝郁之痛泻。方中白术苦甘而温，补脾燥湿以治土虚，为君药。白芍酸寒，柔肝缓急止痛，与白术相配，于土中泻木，为臣药。陈皮辛苦而温，理气燥湿，醒脾和胃，为佐药。配伍少量防风，具升散之性，与术、芍相伍，辛能散肝郁，香能舒脾气，且有燥湿以助止泻之功，又为脾经引经之药，故兼具佐使之用。四药相合，可以补脾胜湿而止泻，柔肝理气而止痛，使脾健肝柔，痛泻自止。

【煎服方法】　水煎服。

【功效主治】　补脾泻肝。主治痛泻。症见肠鸣腹痛，大便泄泻，泻必腹痛，泻后痛缓，舌苔薄白，脉两关不调，左弦而右缓。

第六章　表里之剂

大柴胡汤

大柴胡汤用大黄，枳实芩夏白芍将，

煎加姜枣表兼里，妙法内攻并外攘，

柴胡芒硝义亦尔，仍有桂枝大黄汤。

【组　方】柴胡半斤，黄芩、芍药各三两，枳实四枚，大黄二两，半夏半升，生姜五两，大枣十二枚。

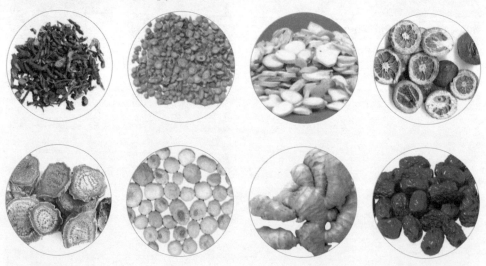

【方　解】大柴胡汤出自张仲景的《伤寒论》，治疗少阳、阳明合病。方中重用柴胡为君药，配臣药黄芩和解清热，以除少阳之邪；轻用大黄配枳实以内泻阳明热结，行气消痞，亦为臣药。白芍柔肝缓急止痛，与大黄相配可治腹中实痛，与枳实相伍可以理气和血，以除心下满痛；半夏和胃降逆，配伍大量生姜，以治呕逆不止，共为佐药。大枣与生姜相配，能和营卫而行津液，并调和脾胃，功兼佐使。诸药合用，共奏和解少阳、内泻结热之功。

【煎服方法】　水煎服。

【功效主治】　和解少阳，内泻热结。主治少阳、阳明合病。症见往来寒热，胸胁苦满，呕吐不止，郁闷烦躁，心下满痛或心下痞坚，大便不下或夹热下利，舌苔黄，脉弦数有力。

【附　方】

方　名	组　方	用　法	功　效	主　治
柴胡加芒硝汤（《伤寒论》）	柴胡汤的三分之一加芒硝三钱	水煎服	和解少阳，内泻热结	小柴胡汤所治之证，有腹中坚，大便燥结；或治大柴胡汤证误用泻下，肠津已伤，里实未解者
桂枝加大黄汤（《伤寒论》）	桂枝汤加重芍药三钱，大黄二钱组成	水煎服	外解太阳，内泻热结	太阳病误下后，邪陷太阴，表证未愈，腹满疼痛，大便燥结者

防风通圣散

防风通圣大黄硝，荆芥麻黄栀芍翘，
柑橘芎归膏滑石，薄荷芩术力偏饶[1]，
表里交攻阳热盛，外科疡[2]毒总能消。

【注　释】　[1]饶：充足，多。[2]疡：习惯上，一切外部感染都可称疡。

【组　方】　防风、荆芥、连翘、麻黄、薄荷、川芎、当归、白芍、栀子、大黄、芒硝、白术、滑石各五钱，石膏、黄芩、桔梗各一两，甘草二两。

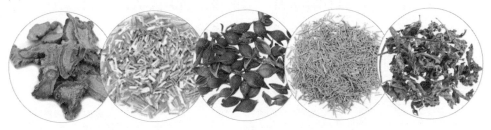

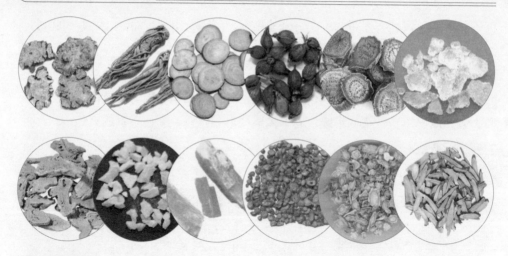

【方　解】　防风通圣散出自刘完素的《黄帝素问宣明论方》。可用于治疗风热壅盛，表里俱实证。方中防风、荆芥、麻黄、薄荷疏风解表，使邪从汗解；桔梗上浮清肺热，主升主出主开；大黄、芒硝泻热通便；栀子、滑石清热利湿，使热从便解；石膏、黄芩、连翘清肺胃之热；川芎、当归、白芍养血活血；白术健脾燥湿，主降主入主合；甘草和中缓急。方中诸药合用，表里双解，前后分消，诸症自愈。

【煎服方法】　上述各药研为粗末，每次服二钱，加生姜三片，水煎服。或作汤剂，依原方用量比例，水煎服。

【功效主治】　疏风解表，泻热通便。主治风热壅盛，表里俱实。症见憎寒发热，头目昏眩，目赤睛痛，口苦舌干，咽喉不利，胸膈痞闷，咳呕喘满，涕痰黏稠，便秘，小便赤。并治疮疡肿毒，肠风痔漏，丹斑瘾疹等。

五积①散

五积散治五般积，麻黄苍芷芍归芎，

枳桔桂苓甘茯朴，陈皮半夏加姜葱，

除桂枳陈余略炒，熟料尤增温散功，

温中解表祛寒湿，散痞调经用各充。

【注　释】　①五积：寒积、食积、气积、血积、痰积。

【组　方】　白芷、川芎、炙甘草、茯苓、当归、肉桂、芍药、半夏各三两，陈皮、枳壳、麻黄各六两，苍术二十四两，桔梗十二两，干姜、厚朴各四两。

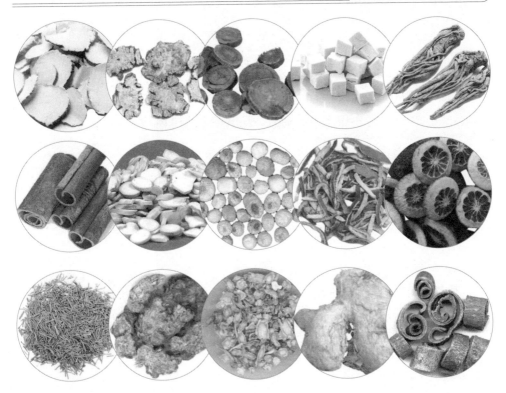

【方　解】　五积散出自《太平惠民和剂局方》。本方为治寒、湿、气、血、痰五积而设，故而得名。外感风寒，内伤生冷为本方主证。痰湿内停，气血不和，故胸满恶食，呕吐腹痛，或月经不调，均为兼证。方中麻黄、白芷、苍术发汗祛湿解表；干姜、肉桂温里祛寒，共为君药。厚朴、陈皮、半夏、茯苓燥湿健脾，理气化痰；当归、芍药、川芎养血和血，调经止痛；桔梗与枳壳同用，升降气机，消除痞满，共为佐药。炙甘草和中益气，调和诸药，为使药。

【煎服方法】　研成粗末，每服三钱，加生姜三片，葱白三茎同煎热服。或按用量比例水煎服。

【功效主治】　解表温里，顺气化痰，活血消积。主治外感风寒，内伤生冷。症见身热无汗，头痛身疼，项背拘急，胸满恶食，呕吐腹痛，以及妇女气血不和，心腹疼痛，月经不调等。

三黄石膏汤

三黄石膏芩柏连，栀子麻黄豆豉全，

姜枣细茶煎热服，表里三焦^①热盛宣。

【注　释】 ①三焦：六腑之一。是脏腑外围最大的腑，又称外腑、孤腑。有主持诸气，疏通水道的作用。

【组　方】 石膏、黄连、黄柏、黄芩各二两，淡豆豉一升，栀子十枚，麻黄三两。

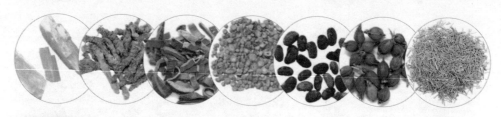

【方　解】 三黄石膏汤出自陶节庵的《伤寒六书》。用于治疗表证未解，里热已盛证。方中黄芩泻上焦，黄连泻中焦，黄柏泻下焦，栀子通泻三焦之火以清里，麻黄、淡豆豉散寒发汗而解表，石膏能泻肺胃之火，气轻也能解肌。生姜、大枣、细茶调和营卫，益气和中。诸药相合，实为治疗表里俱热、三焦火盛之良剂。

【煎服方法】 加生姜三片，大枣一枚，细茶叶一撮，水煎服。

【功效主治】 发汗解表，清热解毒。主治伤寒里热已炽，表证未解。症见壮热不发汗，身重拘挛，鼻干口干，烦躁失眠，神昏谵语，脉滑数，发斑。

葛根黄芩黄连汤

葛根黄芩黄连汤，甘草四般治二阳^①，

解表清里兼和胃，喘汗自利保平康。

【注　释】 ①二阳：太阳病、阳明病。

【组　方】 葛根半斤，炙甘草二两，黄芩、黄连各三两。

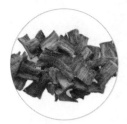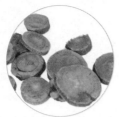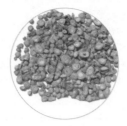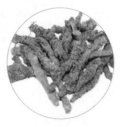

【方　解】　葛根黄芩黄连汤出自张仲景的《伤寒论》。用于治疗表证未解，热邪入里证。方中重用葛根为君，甘辛而凉，入脾胃经，既能解表退热，又能升发脾胃清阳之气而治下利。以苦寒之黄连、黄芩为臣，清热燥湿，厚肠止痢。甘草甘缓和中，调和诸药，为本方佐使。四药合用，外疏内清，表里同治，使表解里和，热痢自愈。

【煎服方法】　水煎服。

【功效主治】　解表清里。主治表证未解，热邪入里。症见身热，下利臭秽，肛门灼痛，胸脘烦热，口干作渴，或喘而汗出，舌红苔黄，脉数或促。

参苏饮

参苏饮内用陈皮，枳壳前胡半夏宜，
干葛木香柑橘茯，内伤外感此方推。
参前若去芎柴入，饮号芎苏治不瘥，
香苏饮仅陈皮草，感伤内外亦堪施。

【组　方】　人参、紫苏叶、葛根、前胡、半夏、茯苓各七钱半，陈皮、甘草、桔梗、枳壳、木香各五钱。

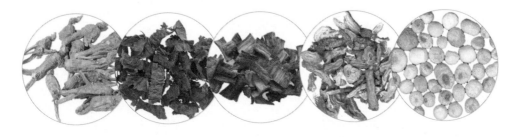

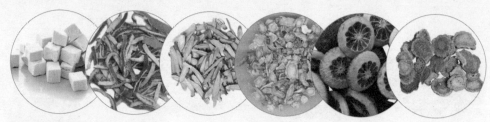

【方　　解】　参苏饮出自《太平惠民和剂局方》。虚人外感风寒为本方主证。内兼痰饮，故咳嗽痰白，胸膈满闷。方中紫苏叶辛温，归肺脾经，功擅发散表邪，又能宣肺止咳，行气宽中，故用为君药。臣以葛根解肌发汗，人参益气健脾，紫苏叶、葛根得人参相助，发散而不伤正。半夏、前胡、桔梗止咳化痰，宣降肺气；木香、枳壳、陈皮理气宽胸，醒脾畅中；茯苓健脾渗湿以助消痰。如此化痰与理气兼顾，既寓"治痰先治气"之意，又使升降复常，有助于表邪之宣散、肺气之开合，七药俱为佐药。甘草补气安中，兼和诸药，为佐使。诸药配伍，共成益气解表、理气化痰之功。

【煎服方法】　加姜三片，枣三枚，水煎服。

【功效主治】　益气解表，理气化痰。主治虚人外感风寒，内有痰饮。症见恶寒发热，无汗，头痛，鼻塞，咳嗽痰白，胸膈满闷，倦怠无力，气短懒言，舌苔白，脉弱。

【附　　方】

方　名	组　方	用　法	功　效	主　治
芎苏饮（《澹寮集验秘方》）	前方去人参、前胡，加川芎、柴胡，用姜、枣同煎	水煎服	理气解表，散风止痛	感受风寒，外有发热头痛恶寒，内有咳嗽吐痰等
香苏饮（《太平惠民和剂局方》）	香附、紫苏叶各四两，炙甘草一两，陈皮二两	加姜葱，水煎服	理气解表	四时感冒，头痛发热，或兼内伤，胸膈满闷，嗳气，不欲饮食等

茵陈丸

茵陈丸用大黄硝，鳖甲常山巴豆邀，

杏仁栀豉蜜丸服，汗吐下兼三法超，

时气毒疠①及疟痢②，一丸两服量病调。

【注　释】　①时气毒疠：具有急性传染性的致病因素。②疟痢：指疟疾和痢疾两种疾病。

【组　方】　茵陈、芒硝、鳖甲、栀子各二两，大黄五钱，常山、杏仁各三两，巴豆一两，豆豉五合。

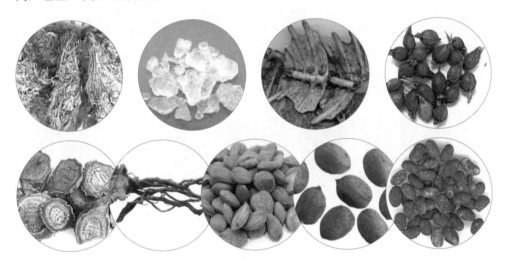

【方　解】　茵陈丸出自孙思邈的《备急千金要方》。湿热内停，实热内结，外兼表邪，为本方主证。方中茵陈利湿清热，是治黄疸要药；常山引吐截疟；芒硝、大黄攻下实热，共为君药。杏仁、豆豉解肌发汗，为臣药。鳖甲滋阴，退阴血热，合常山可截疟；巴豆攻除脏腑冷积；栀子可配常山吐疟痰，共为佐药。诸药合用，汗吐下兼备，尤以涌吐、攻下为甚。本方药力峻猛非实证者慎用。

【煎服方法】　研成细末，用白蜜做成梧桐子大丸剂，每服一丸。药后或吐，或下，或汗，即停服；若服后无效，可酌加用量。

【功效主治】　攻下涌吐，泄热荡实，发表散邪。主治时行黄疸、疟疾、赤白下利等，属里实兼表证者。

大羌活汤

大羌活汤即九味，己独知连白术暨①，
散热培阴表里和，伤寒两感②差堪慰。

【注　释】①暨：暨(jì)，音既，与、及、和之意。②伤寒两感：即伤寒阴经与阳经同时俱病，实为表里同病。

【组　方】防己、独活、羌活、黄连、苍术、炙甘草、白术、防风、细辛、黄芩各三钱，知母、川芎、生地黄各一两。

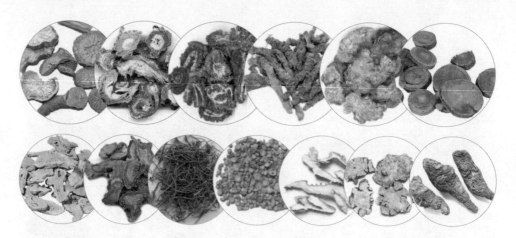

【方　解】大羌活汤出自王好古的《此事难知》。外感风寒湿邪为其主证。入里化热伤阴，故口干烦满而渴，为其兼证。方中羌活、独活同用，散寒祛湿，为君药。防风、苍术、防己、细辛、川芎助君药发汗解表，为臣药。黄连、黄芩清热燥湿；知母、生地黄清热滋阴；白术健脾益气，顾护中焦，共为佐药。炙甘草益气和胃，调和诸药，为使药。诸药配合，表里同治，汗不伤正，燥不伤阴。

【煎服方法】水煎服。

【功效主治】发汗解表，清热养阴。主治风寒湿邪外感，兼有里热。症见头痛发热，恶寒，口干烦满而渴，舌苔白腻，脉浮数。

第七章 消补之剂

平胃散

平胃散是苍术朴，陈皮甘草四般药，

除湿散满驱瘴岚①，调胃诸方从此扩②，

或合二陈或五苓，硝黄麦曲均堪③着，

若合小柴名柴平，煎加姜枣能除疟，

又不换金正气散，即是此方加夏藿。

【注　释】①瘴岚：又称山岚瘴气、瘴毒、瘴气。即指南方山林中湿热蒸郁产生的一种病邪。②此扩：在此，指平胃散。扩，即扩充、扩展。③堪：能够，可以。

【组　方】苍术五斤，姜制厚朴、陈皮各三斤二两，甘草三十两。

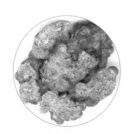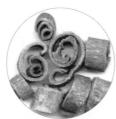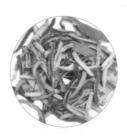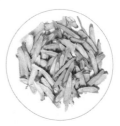

【方　解】平胃散最初记载于周应的《简要济众方》，后在《太平惠民和剂局方》更加明确地标出了其主治病证，用于治疗湿滞脾胃证。方中以苍术为君药，以其辛香苦温，入中焦能燥湿健脾，使湿去则脾运有权，脾健则湿邪得化。臣以厚朴，本品芳化苦燥，长于行气除满，且可化湿。陈皮为佐，理气和胃，燥湿醒脾，以助苍术、厚朴之力。使以甘草，调和诸药，且能益气健脾和中。煎加姜、枣，以生姜温散水湿且能和胃降逆，大枣补脾益气以襄助甘草培土制水之功，姜、枣相合尚能调和脾胃。综观全方，燥湿以健脾，行气以祛湿，使湿去脾健，气机调畅，脾胃自和。

【煎服方法】 上述四味药共研细末，每次服用二钱，加生姜两片、大枣两枚同煎，去姜枣，饭前服用。或以生姜、大枣煎汤送下；或六味药作汤剂水煎服。

【功效主治】 燥湿运脾，行气和胃。主治湿滞脾胃。症见腹胀，不思饮食，口淡无味，呕吐泄泻，嗳气吞酸，肢体沉重，怠懒嗜卧，舌苔白腻且厚，脉缓等。

【附　　方】

方　名	组　方	用　法	功　效	主　治
平陈汤（《症因脉治》）	本方加半夏、橘红各五两，白茯苓三两，炙甘草一两半	水煎服	燥湿健脾，理气化痰	痰湿中阻，脾胃失和，胸膈痞闷，不思饮食，咳嗽，恶心呕吐等
加味平胃散（《丹溪心法》）	本方加麦芽、神曲	水煎服	燥湿散满，消食和胃	湿滞脾胃，宿食不消，脘腹胀满，不思饮食，嗳腐吞酸。若有大便秘结症状，可加大黄、芒硝
柴平汤（《景岳全书》）	本方合小柴胡汤	水煎服	和解少阳，祛湿和胃	湿疟（疟疾夹有湿邪的病证）。症见身痛，手足沉重，寒多热少，脉濡等
不换金正气散（《太平惠民和剂局方》）	本方加藿香、半夏	水煎服	行气化湿，和胃止呕	四时伤寒瘴疫时气（感受四时不正之气）。症见腰背拘挛，咳嗽痰涎，霍乱吐泻

保和丸

保和神曲与山楂，苓夏陈翘菔子①加，

曲糊为丸麦汤下，亦可方中用麦芽，

大安丸内加白术，中消②兼补③效堪夸。

【注　释】　①菔子：即莱菔子，今北方口语称"萝卜"。②"消"：消法。八法之一。包括消散和消导两种意义。用以消除食滞及因气血瘀滞而产生痞积的方法。消除导滞破积药，有消食化滞、消痞化积等法。③补：补法。八法之一。补养人体气血阴阳不足，治疗各种虚证的方法。

【组　方】　山楂六两，神曲二两，半夏、茯苓各三两，陈皮、连翘、莱菔子各一两。

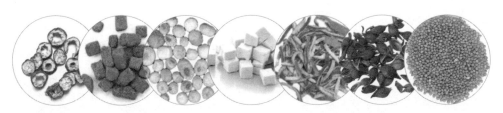

【方　解】　保和丸出自朱丹溪的《丹溪心法》。用于治疗食积证。方中重用山楂，能消一切饮食积滞，善于消肉食之积，为君药。神曲消食健脾，善于化酒食陈腐油腻之积；莱菔子下气消食祛痰，善于消谷面蔬菜之积，共为臣药。三药并用，以消各种饮食积滞。饮食积滞，浊气上逆，以半夏降逆燥湿，醒脾和胃止呕；气机壅滞，以陈皮理气化湿，醒脾和胃；以茯苓益气健脾，渗湿止泻；连翘散结清热。诸药相合，共奏消食和胃、清热祛湿之功，使食积得消，胃气得和，热清湿去，诸症自愈。

【煎服方法】　上述药研成细末，用神曲煮糊和丸如梧桐子大，每次服七八十丸，用炒麦芽煎汤送下。也可将麦芽一两研成细末，共和丸药中。或作汤剂，水煎服。用量按以原方十分之一为标准。

【功效主治】　消食和胃。主治食积。症见脘腹痞满胀痛，嗳腐吞酸，恶心泛呕，或大便泄泻，舌苔厚腻，脉滑等。

【附　　方】

方　名	组　方	用　法	功　效	主　治
大安丸（《丹溪心法》）	本方加白术二两	水煎服	消食健脾	饮食不消，气虚邪微以及小儿食积兼脾虚者

健脾丸

健脾参术与陈皮，枳实山楂麦芽随，
曲糊作丸米饮下，消补兼行胃弱宜，
枳术丸亦消兼补，荷叶烧饭上升奇。

【组　　方】　人参、炒白术各二两，陈皮、炒麦芽各一两，山楂一两半，炒枳实三两。

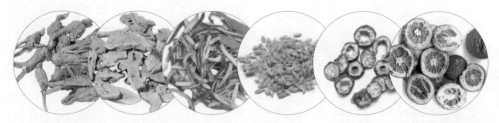

【方　　解】　健脾丸出自王肯堂的《证治准绳》，用于治疗脾胃虚弱，脾胃运化失常，饮食内停证。方中陈皮、枳实理气化积，山楂消肉食，神曲、麦芽消谷食，人参、白术益气强脾。诸药合用，脾健则泻止，食消则胃和，诸症自愈。

【煎服方法】　上述六味药共研细末，用神曲煮糊做成丸药，如梧桐子大，每次服三钱，用米汤或温开水送下。

【功效主治】　健脾消食。主治脾胃虚弱，饮食内积。症见食少难消，脘腹痞闷，体倦少气。

【附　　方】

方　名	组方	用　法	功　效	主　治
枳术丸（《脾胃论》）	枳实一两、白术二两	二药同研为极细末，用荷叶裹包陈米烧饭为丸，如梧桐子大，每次服五十丸，白开水送下	健脾消痞	脾虚气滞，饮食停聚。症见不思饮食，胸脘痞满

《参苓白术散》

参苓白术扁豆陈，山药甘莲砂薏仁，
桔梗上浮①兼保肺，枣汤调服益脾神②。

【注　　释】　①上浮：载药上行。②脾神：即脾。

【组　　方】　人参、茯苓、白术、山药、炙甘草各二斤，白扁豆一斤半，莲子肉、砂仁、薏苡仁、桔梗各一斤。

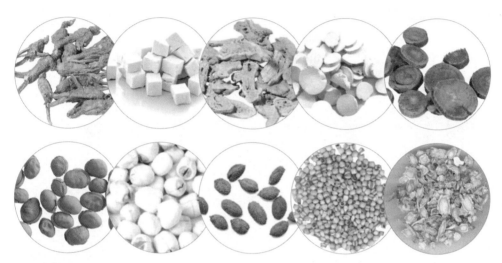

【方　　解】　参苓白术散出自《太平惠民和剂局方》，用于治疗脾虚湿盛及气机阻滞所致的水肿。方中以四君（人参、白术、茯苓、甘草）平补脾胃之气为君药。配以莲子之甘涩，薏苡仁、白扁豆、山药之甘淡，辅助白术既可健脾，又能渗湿而止泻。加砂仁之辛温芳香醒脾，佐四君更能促中心运化，使上下气机畅通，吐泻可止。桔梗为手太阴肺经引经药，配入本方，如舟楫载药上行，达于上焦以润肺。各药配伍，补其虚，除其湿，行气滞，调其气，两和脾胃，则诸症自解。

【煎服方法】　上述十味药共研细末，每次服二钱，用大枣煎汤送下。本方做成丸药（水丸）即"参苓白术丸"，每次服一百丸，每日两次，用枣汤或温开水送下，或作汤剂水煎服，用量按原方比例酌情加减。

【功效主治】　健脾益气，渗湿止泻，补肺气。主治脾胃虚弱夹湿证。症见饮食减少，疲劳乏力，便溏，或泻，或吐，体瘦，胸脘闷胀，舌苔白腻，脉细缓或虚缓等。

枳实消痞丸

枳实消痞四君①全，麦芽夏曲朴姜连，
蒸饼糊丸消积满，清热破结补虚痊②。

【注　释】 ①四君：指四君子汤，由人参、白术、茯苓、炙甘草组成。
②痊：痊愈。

【组　方】 枳实、黄连各五钱，半夏曲、人参各三钱，白术、茯苓、炙甘
草、麦芽、干姜各二钱，厚朴四钱。

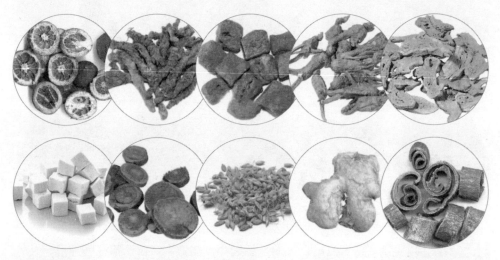

【方　解】 枳实消痞丸出自李东垣的《兰室秘藏》。方中枳实苦辛微寒，
行气消痞为君；厚朴苦辛而温，行气除满为臣。两者合用，以增行气消痞除满之
效。黄连苦寒清热燥湿而除痞，半夏曲辛温散结而和胃，少佐干姜辛热温中祛
寒，三味相伍，辛开苦降，平调寒热，共助枳、朴行气开痞除满之功；麦芽甘
平，消食和胃；四君子汤益气健脾，祛湿和中，共为佐药。炙甘草还兼调药之
用，亦为使药。诸药相合，除满消积，清热散结，补虚。

【煎服方法】 上述十味药共研细末，用汤漫蒸饼成糊与药末和匀做成如梧桐子
大的的丸药，每次服五十至七十丸，温开水送下，日两次。亦可做汤剂，水煎服。

【功效主治】 消痞除满，健脾和胃。主治脾虚气滞，寒热互结。症见心下痞
满，不欲饮食，倦怠乏力或胸腹痞胀，食少不化，大便不调。

鳖甲饮子

鳖甲饮子治疟母，甘草芪术芍芎偶，
草果槟榔厚朴增，乌梅姜枣同煎服。

【组　方】　醋炙鳖甲、炒白术、川芎、酒炒白芍、槟榔、煨草果、厚朴、陈皮、甘草、炙黄芪各一钱，生姜三片，大枣一枚，乌梅少许。

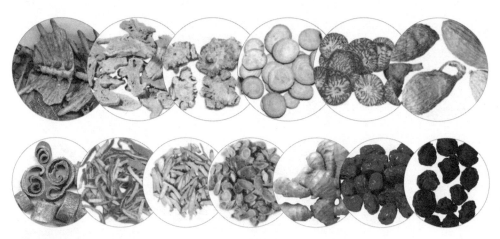

【方　解】　鳖甲饮子出自严用和的《济生方》，常用于治疗疟母。方中鳖甲咸平属阴，色青入肝，专能益阴补虚，消热散结。甘草、炙黄芪、炒白术助阳补气。白芍、川芎养血和阴，煨草果温胃，陈皮理气而消痰，槟榔破积，厚朴散满，乌梅酸敛入肝，生姜、枣和营卫。

【煎服方法】　水煎服。

【功效主治】　软坚散结，行气活血，祛湿消癥。主治疟母。症见疟疾久而不愈，胁下结块，胁腹胀痛；以及腹中疼痛，肌体消瘦，饮食减少，疲乏无力等。

葛花解醒汤

葛花解醒香砂仁，二苓参术蔻青陈，
神曲干姜兼泽泻，温中利湿酒伤珍。

【组　方】　葛花、砂仁、豆蔻仁各五钱，木香五分，茯苓、猪苓、人参、陈皮各一钱五分，青皮三分，白术、神曲、干姜、泽泻各二钱。

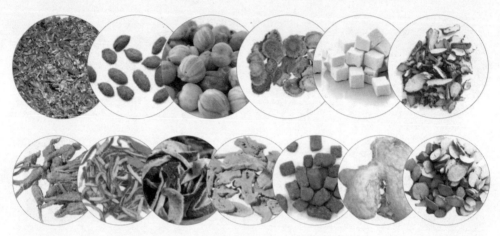

【方　解】　葛花解醒汤出自李东垣的《内外伤辨惑论》，用于治疗嗜酒中虚。方中葛花为君，甘寒芳香，长于解酒醒脾，其性轻清发散，能使酒湿从表而解。臣以神曲消食和胃，尤擅消酒食陈腐之积；白豆蔻仁、砂仁理气开胃醒脾，除痞闷，增食欲；二苓、泽泻渗湿止泻，引酒湿从小便而去。饮酒过多，必伤脾胃，故又以人参、白术补中健脾，干姜温运化湿；木香、青皮、陈皮理气疏滞，以上共为佐药。方中诸药相配，祛酒湿，缓诸症。

【煎服方法】　上述十三味药共研极细末和匀，用白开水调服，每次服用三钱。

【功效主治】　分消酒湿，温中健脾。主治饮酒过度，伤脾胃。症见眩晕呕吐，胸膈痞满，饮食减少，体倦，小便不利或泄泻。

第八章　理气之剂

〈 补中益气汤 〉

补中益气芪术陈，升柴参草当归身，

虚劳内伤①功独擅②，亦治阳虚③外感因，

木香苍术易归术，调中益气畅脾神。

【注　释】　①内伤：由七情不节，饮食饥饱，房劳过度而致的病症。②擅：专。③阳虚：阳气不足，功能衰退。

【组　方】　黄芪（病甚，劳倦热甚者）一钱，炙甘草五分，人参、白术各三分，陈皮、升麻、柴胡各二分或三分，当归身二分。

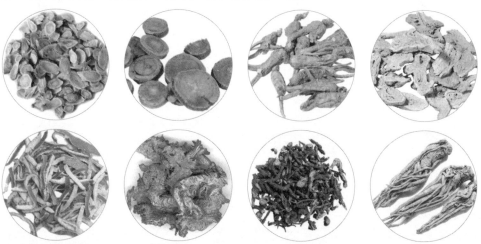

【方　解】　补中益气汤出自李东垣的《内外伤辨惑论》，用于治疗脾虚气陷证。方中重用黄芪，味甘微温，入脾、肺经，补中益气，升阳固表，为君药。配伍人参、炙甘草、白术补气健脾为臣，与黄芪合用，以增强其补益中气之功。当归养血和营，协人参、黄芪以补气养血；陈皮理气和胃，使诸药补而不滞，共为佐药。并以少量升麻、柴胡升阳举陷，协助君药以升提下陷之中气，共为佐使。炙甘草调和诸药，亦为使药。诸药合用，使气虚得补，气陷得升则诸症自愈。气虚发热者，亦借甘温益气而除之。

【煎服方法】 上述八味药切碎，水煎一次，去滓，空腹温服。亦可照本方做成蜜丸或水丸，即"补中益气丸"，每次服二至三钱，每日服用两次，温开水送下。

【功效主治】 补中益气，升阳举陷。

【主　　治】 ①脾胃气虚证。症见饮食减少，体倦肢软，少气懒言，面色虚白，大便稀溏，脉大而虚软。②气虚发热证。症见身热，自汗，渴喜温饮，气虚乏力，舌淡，脉虚大无力等。亦见头痛恶寒，稍动即气喘。③气虚下陷证。症见脱肛，子宫脱垂，便血崩漏，久泻久痢等。

【附　　方】

方　名	组　方	用　法	功　效	主　治
调中益气汤（《脾胃论》）	补中益气汤去白术、当归身，加木香二钱，苍术三钱	水煎服	益气健脾，调中祛湿	脾胃不调，胸满短气，饮食减少，四肢倦怠，口不知味，以及食后呕吐等症

乌药顺气汤

乌药顺气芎芷姜，橘红枳桔及麻黄，
僵蚕炙草姜煎服，中气[1]厥逆此[2]方详[3]。

【注　　释】 ①中气：病症名，气类中风类型之一。指因怒动肝气、气逆上行所致的突然昏倒，不知人事，牙关紧闭，身体四肢逆冷等症。②厥逆：四肢逆冷。③详：周密完备。

【组　　方】 乌药、陈皮各二钱，麻黄（去根节）、川芎、白芷、炒枳壳、桔梗各一钱，炮干姜、僵蚕、炙甘草各五分。

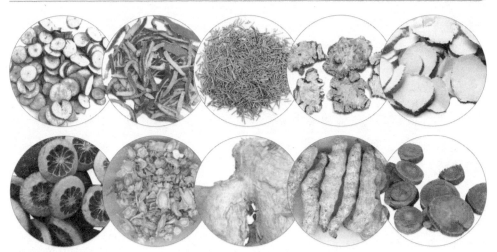

【方　解】　乌药顺气汤出自严用和的《济生方》，用于治疗中气攻入四肢。方中麻黄、桔梗、川芎、白芷发汗散寒，以顺表气；乌药、炮干姜、陈皮、枳壳行气祛痰，以顺里气。加僵蚕清化消风，炙甘草调和诸药。

【煎服方法】　加生姜三片，大枣一枚，水煎服。

【功效主治】　顺气、化痰、祛风。主治中气证。症见突然昏厥，不省人事，四肢逆冷，脉沉伏等；或中风而遍身麻木，骨节疼痛，步履艰难，语言謇涩，口眼㖞斜，喉中气急有痰者。

越鞠丸

越鞠[①]丸治六般郁，气血痰火湿食因，

　　芎苍香附兼栀曲，气畅郁舒痛闷伸。

又六郁[②]汤苍芎附，甘苓橘半栀砂仁。

【注　释】　①越鞠(jū)：即发越郁结之气。②六郁：指气郁、血郁、火郁、湿郁、痰郁、食郁。

【组　方】　川芎、苍术、香附、栀子、神曲各等份。

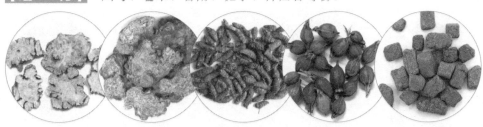

【方　解】　越鞠丸出自朱丹溪的《丹溪心法》。气郁为本方主证。血郁、火郁、湿郁、痰郁、食郁均为本方兼证。故方中以香附行气开郁，以治气郁，为君药。川芎为血中气药，行气活血，既助香附行气解郁，又可活血祛瘀，以治血郁，为臣药。苍术燥湿健脾，以治湿郁；栀子清热，治火郁；神曲消食治食郁；共为佐药。痰郁多由气郁而湿聚痰生，亦与气、火、湿、食诸郁有关，诸药合用，气机流畅，五郁得解，痰郁自除。

【煎服方法】　上五味药共研细末，用水做成丸药如绿豆大，每次服三钱，温开水送下。亦可按原方用量比例酌情增减药量作汤剂，水煎服。

【功效主治】　行气解郁。主治六郁证。症见胸膈痞闷，脘腹胀痛，嗳腐吞酸，恶心呕吐，饮食不消。

【附　方】

方　名	组　方	用　法	功　效	主　治
六郁汤（《医学正传》卷二引丹溪方）	川芎、醋炒香附、赤茯苓、橘红、制半夏、栀子各一钱，苍术、砂仁、甘草各五分	诸药切细，作一服，加生姜三片，水煎服	行气解郁，祛湿化痰	与越鞠丸相同

苏子降气汤

苏子降气半夏归，前胡桂朴草姜随[1]，
下虚[2]上盛[3]痰嗽喘，亦有加参贵合机[4]。

【注　释】　①随：跟着。②下虚：肾阳虚衰。③上盛：痰涎上壅于肺。④合机：符合病机。

【组　方】　紫苏子、半夏各二两半，当归、肉桂、橘红各一两半，前胡、厚朴各一两，甘草二两。

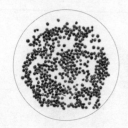
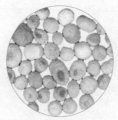
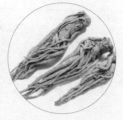
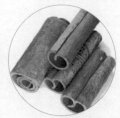

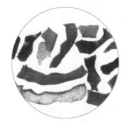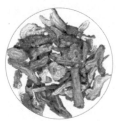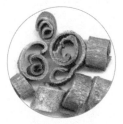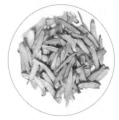

【方　解】　苏子降气汤出自《太平惠民和剂局方》，用于治疗上实下虚之喘咳证。方中紫苏子降气平喘，祛痰止咳，为君药。半夏燥湿化痰降逆，厚朴下气宽胸除满，前胡下气祛痰止咳，三药助紫苏子降气祛痰平喘之功，共为臣药。肉桂温补下元，纳气平喘，以治下虚；当归既治咳逆上气，又养血补肝润燥，同肉桂以增温补下虚之效；略加生姜、紫苏叶以散寒宣肺，共为佐药。甘草、大枣和中调药，是为使药。诸药合用，标本兼顾，上下并治，而以治上为主，使气降痰消，则喘咳自平。

【煎服方法】　上述各药共研细末，每次用二钱，加生姜三片，大枣一枚，紫苏叶五叶，同煎温水服下。

【功效主治】　降气平喘，祛痰止咳。主治上实下虚之喘咳证。症见痰涎壅盛，咳喘气短，胸膈满闷，或腰膝酸软，肢体倦怠，或肢体浮肿，舌苔白滑或白腻，脉弦滑。

四七汤

四七汤理七情气[①]，半夏厚朴茯苓苏，
姜枣煎之舒郁结，痰涎呕痛尽能纾[②]，
又有局方名四七，参桂夏草妙更殊。

【注　释】　①七情气：由喜、怒、忧、思、悲、恐、惊七情影响而致的气郁。②纾：缓和，解除。

【组　方】　制半夏五钱，姜制厚朴三钱，茯苓四钱，紫苏叶二钱。

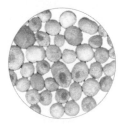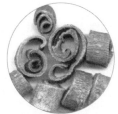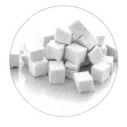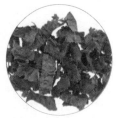

【方　解】　四七汤出自陈言的《三因方》，用于治疗痰涎凝聚证及由喜、怒、悲、恐、忧、思、惊七情影响而致的气郁，方中用半夏降逆化痰，散结开郁，且又可和胃止呕，厚朴下气除满。茯苓健脾渗湿，以杜生痰之源，助半夏化痰祛湿。紫苏叶质轻辛温，芳香疏散，可宽中散邪解郁，升降并用，有利于气机条畅，更有宽胸畅中，行气解郁之功。加生姜可助半夏降逆和胃止呕，辛散化痰结。大枣可助茯苓健脾，且又可养血柔肝。诸药合用，功效卓著。

【煎服方法】　上述各药切碎，加生姜三片，大枣两枚，水煎服。

【功效主治】　行气解郁，降逆化痰。主治七情气郁，痰涎结聚。症见咽中有异物感，咳吐不出，吞咽不下，胸满喘急，或咳或呕，或胸胁攻冲作痛。

【附　方】

方　名	组　方	用　法	功　效	主　治
四七汤（《局方》）	人参、肉桂、炙甘草各一两，制半夏五两	共研粗末，每次服三钱，加生姜3片同煎温服	温中解郁，散结化痰	七情气郁，痰涎结聚，虚冷上气。症见不思饮食，心腹绞痛，臌胀喘急等

四磨汤

四磨[1]亦治七情侵，人参乌药及槟沉，
浓磨煎服调逆气，实者[2]枳壳易人参。
去参加入木香枳，五磨饮子白酒斟。

【注　释】　[1]四磨：方中四味药非久煎不能出性。但煎煮过久，又会使芳香的气味散失而疗效减弱，因此采取四味药先磨浓汁再和水煎沸的方法，故名四磨汤。[2]实者：指身体壮实之人。

【组　方】　人参、乌药、槟榔、沉香各等份。

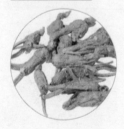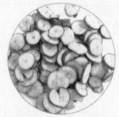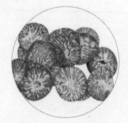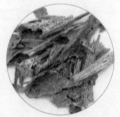

【方　解】四磨汤出自严用和的《济生方》。肝气郁结，气逆不降为本方的主证。患者体弱气虚为本方兼证。故方中乌药行气疏肝解郁，为君药。沉香顺气降逆以平喘；槟榔行气化滞以除满。沉香、槟榔都能降气，配合君药调逆气，共为臣药。又恐三药耗损正气，故佐以人参益气扶正，使郁结散而正气不伤。

【煎服方法】四药磨浓汁后和水煎三四沸，温服。

【功效主治】行气疏肝，降逆宽胸，兼益气。主治七情所伤，肝气郁结，气逆不降。症见胸膈烦闷，上气喘急，心下痞满，不思饮食，苔白，脉弦。

【附　方】

方　名	组　方	用　法	功　效	主　治
五磨饮子（《医方集解》）	即前方去人参，加木香、枳实各等份	用白酒磨汁服	行气降逆	大怒暴厥（即因大怒而致气闭假死的"气厥证"），或七情郁结等。症见心腹胀痛，或走注攻痛

《旋覆代赭汤》

代赭旋覆用人参，半夏甘姜大枣临，
重以镇逆咸软痞，痞硬①噫气②力能禁。

【注　释】①痞硬：此指胃脘部胀闷难受，如有物堵住。②噫气：噫（yì），音衣。噫气，又称"嗳气"。即饱食之息，其症状为胃中似有气上冒，微有声响。

【组　方】旋覆花、炙甘草各三两，代赭石一两，人参二两，半夏半升，生姜五两，大枣十二枚。

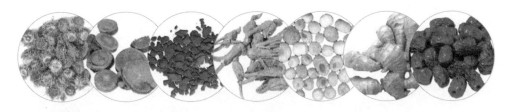

【方　解】旋覆代赭汤出自张仲景的《伤寒论》。本方证因胃气虚弱，痰浊

内阻所致胃脘痞闷胀满、频频嗳气，甚或呕吐、呃逆等证。原书用于"伤寒发汗，若吐若下，解后，心下痞硬，噫气不除者"。此乃外邪虽经汗、吐、下而解，但治不如法，中气已伤，痰涎内生，胃失和降，痰气上逆之故。而胃虚当补、痰浊当化、气逆当降，所以拟化痰降逆，益气补虚之法。方中旋覆花性温而能下气消痰，降逆止嗳，是为君药。代赭石质重而沉降，善镇冲逆，但味苦气寒，故用量稍小为臣药；生姜于本方用量独重，寓意有三：一为和胃降逆以增止呕之效，二为宣散水气以助祛痰之功，三为制约代赭石的寒凉之性，使其镇降气逆而不伐胃；半夏辛温，祛痰散结，降逆和胃，并为臣药。人参、炙甘草、大枣益脾胃，补气虚，扶助已伤之中气，为佐使之用。诸药合用，使痰浊得消，胃虚得补，气逆得降，则心下痞硬得除，噫气自止。

【煎服方法】 代赭石打碎先煎（20分钟），再放入余六味药，旋覆花布包煎，用水煎服，分三次温服。

【功效主治】 降气化痰，益气和胃。主治胃气虚弱，痰浊内阻证。症见心下痞硬，噫气不除，或见纳差、呃逆、恶心，甚至呕吐，舌苔白腻，脉缓或滑。

正气天香散

绀珠①正气天香②散，香附干姜苏叶陈，
乌药舒郁兼除痛，气行血活经自匀。

【注　释】 ①绀珠：绀，音干。绀珠，即罗知悌所著《绀珠经》的简称。②天香：天，指天台乌药(天台为产地，天台产者为佳)。香，即香附。因本方的君药为乌药与香附，故方名"正气天香散"。

【组　方】 香附八两，乌药二两，紫苏叶、干姜、陈皮各一两。

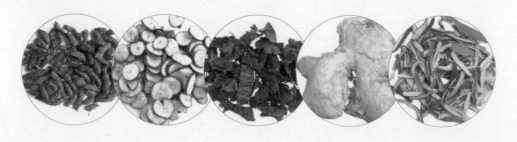

【方　解】　正气天香散出自罗知悌的《绀珠经》。肝郁气滞，郁气上冲为本方主证。血行不畅，月经不调为兼证。方中重用香附理气解郁，调经止痛；乌药行气散郁止痛，为君药。陈皮助君药理气解郁，为臣药。紫苏叶助香附理血分之气；干姜温中散寒，通经活血止痛，共为佐药。诸药相配，使气行郁解，气行则血行，月经也就恢复正常。

【煎服方法】　上药研成细末，每次服五至六钱，水煎服。

【功效主治】　行气解郁，调经止痛。主治女子肝郁气滞，郁气上冲心胸之间。症见胁肋刺痛，月经不调，乳房胀痛。

橘皮竹茹汤

橘皮竹茹治呕呃，参甘半夏枇杷麦，
赤茯再加姜枣煎，方由金匮此方辟①。

【注　释】　①辟：开辟。

【组　方】　橘皮、竹茹、半夏、枇杷叶、麦冬、赤茯苓各一两，人参、甘草各半两。

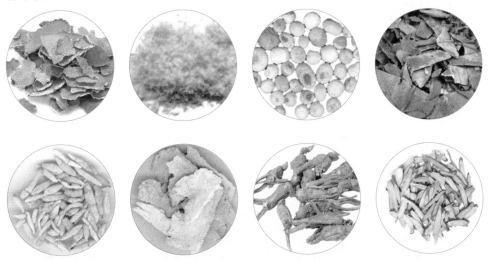

【方　解】　橘皮竹茹汤出自严用和的《济生方》，方剂是在《金匮要略》中的橘皮竹茹汤（橘皮、竹茹、生姜、大枣、人参、甘草）的基础上加半夏、麦

冬、赤茯苓、枇杷叶而成。用于治疗胃虚有热证。方中竹茹、麦冬、枇杷叶清肺和胃而降气，肺金清则肝木自平。二陈汤降痰逆，赤茯苓泻心火，生姜呕家圣药，久病虚羸，故以参、甘、大枣扶其胃气。

【煎服方法】 上述八味药共研粗末，每次服用四钱，用时加生姜五片，大枣三枚同煎，去滓温服，不拘时服。

【功效主治】 降逆止呃，清热和胃。主治胃虚有热之呃逆。症见呃逆或干呕，虚烦少气，口干，舌嫩红，脉虚数。

丁香柿蒂汤

丁香柿蒂人参姜，呃逆因寒中气戕①，
济生香蒂仅二味，或加竹橘用皆良。

【注　释】 ①戕：伤害，损伤。

【组　方】 丁香、柿蒂、人参、生姜各等份。

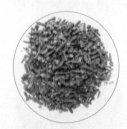 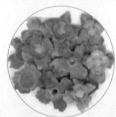 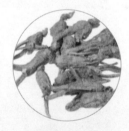 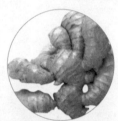

【方　解】 丁香柿蒂汤出自《症因脉治》，用于治疗虚寒呃逆。胃主通降，若胃气虚寒，气逆不降则为呃逆。方中丁香温胃散寒，降逆止呃；柿蒂苦平，长于降逆止呃，两药相配，温胃散寒，降逆止呃，共为君药。生姜温胃散寒止呕，与君药相合，增强温胃降逆之功；人参甘温益气以补其虚，共为臣佐药。方中诸药合用，可使寒散气行，胃虚恢复，呃逆可止。

【煎服方法】 水煎服。

【功效主治】 温中降逆，益气和胃。主治胃气虚寒之呃逆。症见呃逆不止，胸脘痞闷，舌淡苔白，脉沉迟。

【附　方】

方　名	组　方	用　法	功　效	主　治
柿蒂汤（《济生方》）	丁香、柿蒂各一两	两药共研末，每次服四钱，加生姜五片，水煎服	温中降逆	胃寒气郁，呃逆不止
丁香柿蒂竹茹汤（《医方考》）	丁香三粒，柿蒂、竹茹各三钱，陈皮一钱	水煎服	温中降逆，化痰和胃	胃寒气郁有痰之呃逆

定喘汤

定喘白果与麻黄，款冬半夏白皮桑，

苏杏黄芩兼甘草，肺寒膈热①喘哮②尝。

【注·释】　①肺寒膈热：指素体多痰(膈间有痰)，又外感风寒，肺气壅闭，不得宣降(即肺寒)，痰不得出，郁结生热(即膈热)。②哮喘：即是呼吸急促，升多降少，喉间有痰声像青蛙叫一样。

【组　方】　白果二十一枚，麻黄、款冬花、半夏、桑白皮各三钱，紫苏子二钱，杏仁、黄芩各一钱五分，甘草一钱。

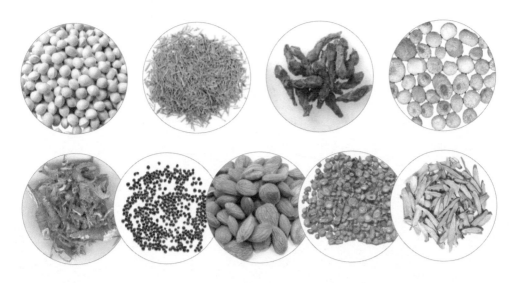

【方　　解】　定喘汤出自张时彻的《摄生众妙方》。本方证因素体多痰，又感风寒，肺气壅闭，不得宣降，郁而化热所致。治宜宣肺降气，止咳平喘，清热祛痰。方用麻黄宣肺散邪以平喘，白果敛肺定喘而祛痰，共为君药，一散一收，既可加强平喘之功，又可防麻黄耗散肺气。紫苏子、杏仁、半夏、款冬花降气平喘，止咳祛痰，共为臣药。桑白皮、黄芩清泄肺热，止咳平喘，共为佐药。甘草调和诸药为使。诸药合用，使肺气宣降，痰热得清，风寒得解，则喘咳痰多诸症自除。

【煎服方法】　水煎服。

【功效主治】　宣肺降气，祛痰平喘。主治风寒外束，痰热内蕴之哮喘。症见哮喘咳嗽，痰多气急，痰稠色黄，或有微恶风寒，舌苔黄腻，脉滑数。

第九章　理血之剂

四物汤

四物地芍与归芎，血家百病此方通，

八珍合入四君子，气血双疗功独崇[1]，

再加黄芪与肉桂，十全大补补方雄[2]，

十全除却芪地草，加粟[3]煎之名胃风。

【注　释】①崇：高。②雄：为首，领先。③粟：粟米，即小米。

【组　方】熟地黄、当归、白芍、川芎各等份。

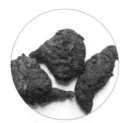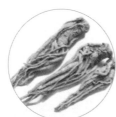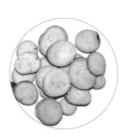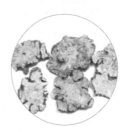

【方　解】四物汤出自《仙授理伤续断秘方》，是中医补血养血的经典药方。方中当归辛、苦、甘温，入心脾，生血为君；生地黄甘寒，入心肾，滋血为臣；白芍酸寒，入肝脾，敛阴为佐；川芎辛温，通行血中之气为使。四药合用，共成补血调血之功。

【煎服方法】上述四味药研为粗末，每次三钱，水煎后去滓空腹热服。

【功效主治】补血调血。主治营血虚滞证。症见心悸失眠，头晕目眩，面色无华，或妇女月水不调，量少或经闭不行，脐腹作痛，舌淡，脉细弦或细涩。

【附　方】

方　名	组　方	用　法	功　效	主　治
八珍汤（《正体类要》）	四物汤合四君子汤（人参、白术、茯苓、甘草）	加生姜三片，大枣二枚，水煎服	补益气血	气血两虚。症见面色苍白或萎黄，头晕眼花，四肢倦怠，气短懒言，心悸怔忡，舌淡，食欲减退，脉细虚，苔薄白
胃风汤（《太平惠民和剂局方》）	当归、白芍、川芎、肉桂、人参、白术、茯苓加粟米百粒	水煎服	益气补血，温胃祛风	大便泄泻，完谷不化，或大便下血等

人参养荣汤

人参养荣即十全①，除却川芎五味联②，
陈皮远志加姜枣，肺脾气血补方先。

【注　释】 ①十全：即"十全大补汤"。②联：联合，连接。

【组　方】 白芍三两，当归、陈皮、黄芪、桂心、人参、白术、炙甘草各一两，熟地黄、五味子、茯苓各七钱半，远志半两。

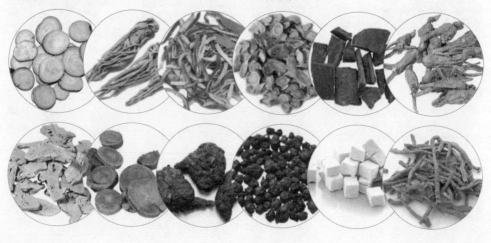

【方　　解】　人参养荣汤出自《三因方》，原名"养荣汤"，《太平惠民和剂局方》将其更名为"人参养荣汤"。用于治疗气血两虚证。方中人参、白术、黄芪、茯苓、炙甘草健脾补气；桂心温补阳气，鼓舞气血生长；当归、熟地黄、白芍滋补心肝；五味子酸温，既可敛肺滋肾，又可宁心安神；陈皮理气健脾，调中快膈；远志安神定志；姜、枣助参、术入气分以调和脾胃。诸药合用，共奏益气补血、宁心安神之功。

【煎服方法】　上述十二味药研成粗末，每次服用四钱，与生姜三片，大枣二枚同煎后温服。照本方制成蜜丸，即"人参养荣丸"，每次服用三钱，每日服用两次，温开水服下。

【功效主治】　益气补血，养心安神。主治积劳虚损，脾肺气虚，营血不足。症见呼吸少气，心虚惊悸，行动喘息，咽干唇燥，饮食无味，体倦肌瘦，身热自汗，毛发脱落，口微渴，心烦，胸脘痞闷，不欲饮食，舌苔薄白或薄黄，脉浮。

归脾汤

归脾汤用术参芪，归草茯神远志随，
酸枣木香龙眼肉，煎加姜枣益心脾，
怔忡①健忘俱可却，肠风②崩漏③总能医。

【注　　释】　①怔忡：患者自觉心跳剧烈。②肠风：脾虚不能统摄而致便血。③崩漏：病症名。亦名崩中漏下。崩，指不在经期突然阴道大量出血，来势急骤，出血如注；漏是出血量少，淋漓不止。

【组　　方】　白术、黄芪、茯神、酸枣仁、龙眼肉各一两，人参、当归、远志、木香各半两，炙甘草二钱半。

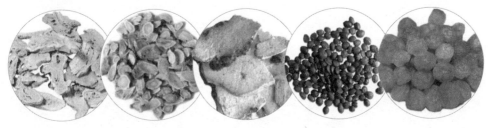

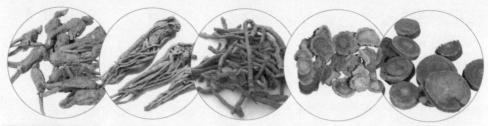

【方　　解】 归脾汤出自《正体类要》，是在严用和《济生方》"归脾汤"的基础上加当归、远志衍生而来。用于治疗心脾两虚证或脾不统血证。方中以参、芪、术、草大队甘温之品补脾益气以生血，使气血旺而血生；当归、龙眼肉甘温补血养心；茯神、酸枣仁、远志宁心安神；木香辛香而散，理气醒脾，与大量益气健脾药配伍调和脾胃，以资化源。全方共奏益气补血、健脾养心之功，为治疗思虑过度，劳伤心脾，气血两虚之良方。

【煎服方法】 上述十味药切碎，研成粗末，每次服用四钱，加生姜五片，大枣一枚水煎，去滓温服。本方制成蜜丸，即"人参归脾丸"。每次服三钱，每日服用两次，温开水送下。

【功效主治】 益气补血，健脾补心。主治：①思虑过度，劳伤心脾，心脾两虚，气血不足。症见失眠健忘，心悸怔忡，盗汗食少体倦，舌苔白，面色枯黄，脉细微。②脾虚不能统血。症见崩漏、便血，妇人月经提前，量多色浅，或淋漓不尽，或带下，舌淡，脉细弱。

养心汤

养心汤用草芪参，二茯芎归柏子寻，
夏曲远志兼桂味，再加酸枣总宁心。

【组　　方】 炙甘草四钱，炙黄芪、白茯苓、茯神、川芎、当归、半夏曲各半两，人参、柏子仁、远志、肉桂、五味子、酸枣仁各一分。

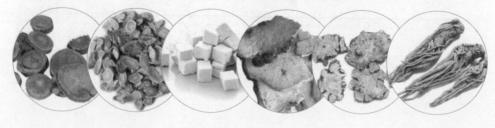

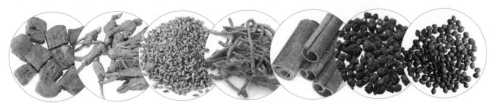

【方　　解】　养心汤出自杨士瀛的《仁斋直指方论》。心虚血少，心神不宁为本方的主证。方中黄芪、人参为君，补脾益气。臣以当归补血养心，与黄芪、人参配伍，以培气血不足；茯神、茯苓养心安神，以治神志不宁。佐以酸枣仁、柏子仁、远志、五味子补心安神定悸；半夏曲和胃消食，配黄芪、人参补脾和中，以资气血生化之源；肉桂引火归原，并可鼓舞气血而增本方温养之效；川芎调肝和血，且使诸药补而不滞；煎加生姜、大枣更增加益脾和中、调和气血之功。甘草调和诸药，且与参、芪为伍，以增强益气之功，用为佐使。诸药配伍，补益气血，养心安神，故以"养心"名方。

【煎服方法】　上十三味药共为粗末，每次用三钱加生姜五片，大枣一枚水煎服。

【功效主治】　补血养心。主治心虚血少。症见心神不宁，怔忡惊惕等。

《当归四逆①汤》

当归四逆桂枝芍，细辛甘草木通着，
再加大枣治阴厥，脉细阳虚由血弱，
内有久寒加姜茱，发表温中通脉络，
不用附子及干姜，助阳过剂阴反灼。

【注　　释】　①四逆：此指手足厥冷，只是手从指至腕，足从指至踝不温。

【组　　方】　当归、桂枝、芍药、细辛各三两，炙甘草、木通各二两，大枣二十五枚。

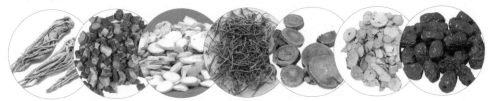

【方　解】　当归四逆汤出自张仲景的《伤寒论》。阳虚血弱，经脉受寒为本方的主证。故方中当归辛甘温，补血和血，畅通血行；桂枝辛甘温，温阳散寒，温经通脉，以祛经脉中的寒邪，共为君药。芍药酸苦微寒，养血和营，与当归相合，以补血虚；细辛助桂枝温经散寒，共为臣药。炙甘草、大枣益气补脾，以资气血生化之源，使血虚得补。且甘草合桂枝，又辛甘化阳，加强桂枝温阳散寒之力，甘草合芍药，则酸甘化阴，加强芍药补血养阴之效；木通通血脉，利关节，又防桂枝、细辛辛燥伤阴，共为佐药。甘草兼有调药使药之用。诸药合用，共奏温经散寒，养血通脉之功。

【煎服方法】　上七味药水煎，分三次温服。

【功效主治】　温经散寒，养血复脉。主治阳气不足而又血虚，外受寒邪。症见手足厥冷，舌淡苔白，脉细欲绝或沉细。亦可治寒入经络而致腰、股、腿、足疼痛。

【附　方】

方　名	组　方	用　法	功　效	主　治
当归四逆加吴茱萸生姜汤（《伤寒论》）	前方即当归四逆汤加吴茱萸二升，生姜半斤而成	水酒各半煎，分五次温服	养血通脉，温中散寒	平素胃中有寒，阳虚血弱，经脉受寒。症见手足厥寒，脉细欲绝等

桃仁承气汤

桃仁承气五般奇，甘草硝黄并桂枝，
热结①膀胱少腹胀，如狂蓄血②最相宜。

【注　释】　①热结：指热邪聚结而出现的病理现象。②蓄血：病症名。指邪在太阳（表证）没有解除，病邪隔经传入膀胱化热，与血相搏结于下焦所致的蓄血证（即血病于下焦）。

【组　方】　炙甘草、芒硝、桂枝各二两，大黄四两，桃仁五十个。

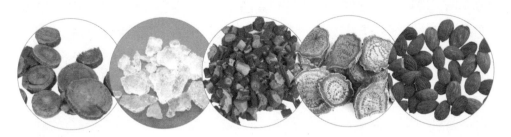

【方　解】　桃仁承气汤出自张仲景的《伤寒论》，用于治疗下焦蓄血证。方中桃仁苦甘平，活血破瘀；大黄苦寒，下瘀泻热。二者合用，瘀热并治，共为君药。芒硝咸苦寒，泻热软坚，助大黄下瘀泻热；桂枝辛甘温，通行血脉，既助桃仁活血祛瘀，又防硝、黄寒凉凝血之弊，共为臣药。桂枝与硝、黄同用，相反相成，桂枝得硝、黄则温通而不助热；硝、黄得桂枝则寒下又不凉遏。炙甘草护胃安中，并缓诸药之峻烈，为佐使药。诸药合用，共奏破血下瘀泻热之功。服后"微利"，使蓄血除，瘀热清，而邪有出路，诸症自平。

【煎服方法】　上述四味药，水煎，分三次温服。芒硝冲服。

【功效主治】　破血下瘀。主治下焦蓄血证。症见少腹急结（即感拘急胀满），大便色黑，小便自利，谵语烦渴，甚则其人如狂，脉沉实或涩。

《犀角地黄汤》

犀角地黄芍药丹，血升胃热火邪干，
斑黄阳毒①皆堪治，或益②柴芩总伐肝。

【注　释】　①斑黄阳毒：即阳毒发斑。阳毒，指热邪较重，热壅于上。斑，指发于肌肤表面的片状斑块，抚之不碍手。此乃因胃热盛，热伤血络，迫血妄行，外溢肌肤，则发斑成片。热毒甚则斑色紫黑。②益：即增加。

【组　方】　犀角（水牛角代）一两，生地黄八两，芍药三两，牡丹皮二两。

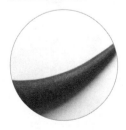
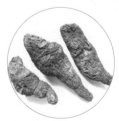
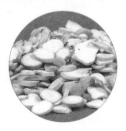
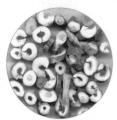

【方　解】　犀角地黄汤出自孙思邈的《备急千金要方》。热入血分，迫血妄行为本方的主证。离经之血，留而为瘀，或热与血结成瘀，此蓄血留瘀为本方的兼证。方中犀角咸苦寒，入心、肝、胃经，善清心、肝、胃三经血分实热而凉血解毒，为君药。生地黄甘寒，凉血止血，清热养阴，为臣药。芍药（以赤芍为宜）、牡丹皮清热凉血，活血散瘀，使血止而不留瘀血，且化斑。四药相配，共奏清热解毒，凉血散瘀之功。

【煎服方法】　上四味药。水煎（犀牛为重点保护动物，严禁捕猎，临床上犀角用水牛角代替，用量为犀角的十倍，全书同），分三次服。

【功效主治】　清热解毒，凉血散瘀。主治：①伤寒温病，热入血分证。症见身热谵语，昏狂发斑，斑色紫黑，舌绛起刺，脉细数。②热伤血络，迫血妄行。症见吐血、衄血、便血、溲血（尿血），舌红绛。③蓄血留瘀。症见善忘如狂，漱水不欲咽，大便色黑易解。

咳血方

咳血方中诃子收①，瓜蒌海石山栀投，
青黛蜜丸口噙②化，咳嗽痰血服之瘳③。

【注　释】　①收：指诃子味酸涩收敛，以敛肺止咳。②噙：含在口中。③瘳：病愈。

【组　方】　青黛、瓜蒌仁、海浮石、栀子、诃子（原书未标分量）。

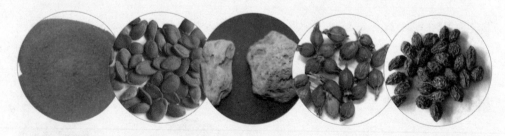

【方　解】　咳血方出自朱丹溪的《丹溪心法》，方中青黛咸寒，入肝、肺二经，清肝泻火，凉血止血；栀子苦寒，入心、肝、肺经，清热凉血，泻火除烦，炒黑可入血分而止血，两药合用，澄本清源，共为君药。火热灼津成痰，

痰不清则咳不止，咳不止则血难宁，故用瓜蒌仁甘寒入肺、清热化痰、润肺止咳；海浮石清肺降火，软坚化痰，共为臣药。诃子苦涩性平入肺与大肠经，清降敛肺，化痰止咳，用以为佐。诸药合用，共奏清肝宁肺之功，使木不刑金，肺复宣降，痰化咳平，其血自止。服时采取噙化方法，意在使药力徐徐入肺，更好地发挥作用。

【煎服方法】　上述五味药共研细末，用白蜜和生姜汁相和做丸，含服。

【功效主治】　清肝宁肺，化痰止咳。主治肝火犯肺之咳血证。症见咳嗽痰稠，痰中带血，咳吐不利，心烦易怒，胸胁作痛，颊赤便秘，舌红苔黄，脉弦数等。

秦艽白术丸

东垣秦艽白术丸，归尾桃仁枳实攒[1]，
地榆泽泻皂角子，糊丸血痔[2]便艰难。

【注　释】　[1]攒(cuán)：即聚。[2]血痔：此指便血明显的痔疮。

【组　方】　秦艽、桃仁、皂角子（烧存性）各一两，白术、当归尾、枳实、泽泻各五钱，地榆三钱。

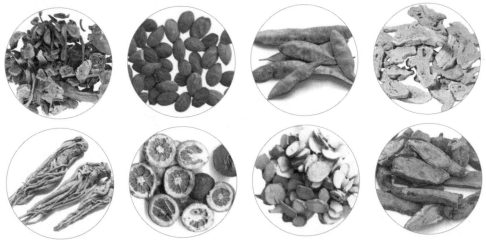

【方　解】　秦艽白术丸出自李东垣的《兰室秘藏》。血痔便秘为本方的主证。多因湿热风燥蕴积肠胃，气血不和，以致浊气瘀血滞留肛门所致。血热腐败，则脓血不断。方中秦艽散风除湿，兼能利二便，导湿热从二便而去；桃仁活血祛瘀，又润肠通便，二药共为君药。皂角子润燥滑肠通便；当归尾助桃仁活血祛瘀，润肠通便；地榆清热凉血止血，共为臣药。白术健脾燥湿；枳实下气破结，通大便，畅气机，气行则血行，有助活血祛瘀消痔；泽泻渗利湿热，导湿热从小便去。共为佐药。诸药相合，共奏疏风活血，润燥通便，止痛止血之功。

【煎服方法】 上八味药共研细末，和桃仁泥研匀，煎熟汤打面糊为丸，如芡实大，每次服五十至七十丸，空腹白开水送下。

【功效主治】 疏风活血，润燥通便，止血。主治血痔、痔漏。症见有脓血，大便燥结，痛不可忍。

【附　方】

方　名	组　方	用　法	功　效	主　治
秦艽苍术汤（《兰室秘藏》）	秦艽、桃仁、皂角子各一钱，苍术、防风各七分，黄柏五分，当归尾、泽泻各三分，槟榔一分，大黄少许	上药共为粗末，水煎服	疏风祛湿，活血止痛	痔疮、痔漏，大便秘结疼痛
秦艽防风汤（《兰室秘藏》）	秦艽、防风、当归身、白术各一钱五分，炙甘草、泽泻各六分，黄柏五分、大黄、橘皮各三分，柴胡、升麻各二分，桃仁三十个，红花少许	共为粗末，水煎服	疏风清热，活血止痛	痔漏，大便时疼痛

槐花散

槐花散用治肠风①，侧柏黑荆枳壳充，
为末等份米饮下，宽肠凉血逐风动。

【注　释】 ①肠风：前人认为便前下血，下血新鲜(鲜血)，直出四射者为肠风。此乃因风邪热毒壅遏于肠胃血分，损伤血络，血渗肠道而致。

【组　方】 槐花、侧柏叶各四钱，荆芥穗（炒黑）、枳壳各两钱（原书分量各等份）。

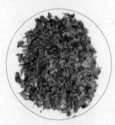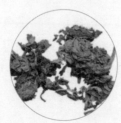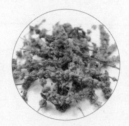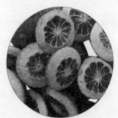

【方　解】　槐花散出自许叔微的《普济本事方》。肠风便血为本方的主证。方中槐花苦微寒，善清大肠湿热，凉血止血，为君药。侧柏叶味苦微寒，清热止血，可增强君药凉血止血之力，为臣药。荆芥穗辛散疏风，微温不燥，炒用入血分而止血；盖大肠气机被风热湿毒所遏，故用枳壳行气宽肠，以达"气调则血调"之目的，共为佐药。诸药合用，既能凉血止血，又能清肠疏风，俟风热、湿热邪毒得清，则便血自止。用米汤调服可养脾胃生津，使凉血清肠不伤脾胃。

【煎服方法】　上四味药研成细末，用清米汤调服二钱，饭前空腹服。若作汤剂，水煎服。

【功效主治】　清肠止血，疏风下气。主治肠风脏毒下血。症见便前出血，或便后出血，或粪中带血，以及痔疮出血，血色鲜红或晦暗（脏毒下血则晦暗），舌红，脉数。

小蓟饮子

小蓟饮子藕蒲黄，木通滑石生地襄，
归草黑栀淡竹叶，血淋①热结服之良。

【注　释】　①血淋：淋证之一。即小便淋涩不畅，尿时痛而有血。又有血虚、血冷、血热、血瘀之分。本方所治血淋是瘀热结于下焦所致。

【组　方】　小蓟、藕节、蒲黄、木通、滑石、当归、甘草、栀子（炒黑）、淡竹叶各半两，生地黄四两。

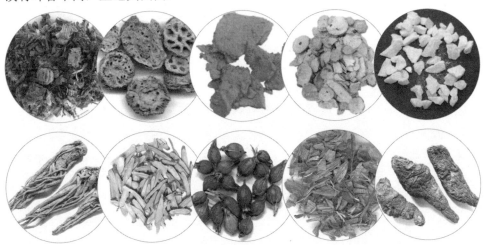

【方　　解】　小蓟饮子出自严用和的《济生方》。方中小蓟凉血止血，为主药。蒲黄、藕节助主药凉血止血，并能消瘀，可使血止而不留瘀；滑石清热利水通淋；木通、淡竹叶、栀子清泄心、肺、三焦之火从下而去，共为辅药。因热出血，且多伤阴，故用生地清热养阴，凉血止血；当归养血和血而性温，防方中诸药寒凉太过，为佐药。甘草和中调和诸药，为使药。

【煎服方法】　上药研成粗末，每次服用四钱，水煎后，去滓，饭前空腹服用。

【功效主治】　凉血止血，利尿通淋。主治下焦热结之血淋、尿血。症见尿中带血，小便频数，赤涩热痛，舌红，脉数。

四生丸

四生丸用三般叶，侧柏艾荷生地协，
等份生捣如泥煎，血热妄行止衄惬①。

【注　　释】　①惬(qiè)：即满意，称心。

【组　　方】　生侧柏叶、生艾叶、生荷叶、生地黄各等份。

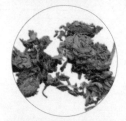 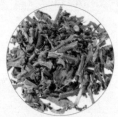 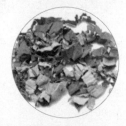 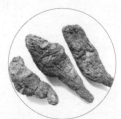

【方　　解】　四生丸出自陈自明的《妇人大全良方》。热入血分，迫血妄行的吐衄出血为本方的主证。故方中侧柏叶凉血止血，为君药。生地黄清热凉血，助君药加强凉血止血之效，并能养阴生津，兼防血热伤阴，为臣药。生荷叶凉血化瘀，使止血不留瘀；生艾叶辛温而不燥，可止血祛瘀，与荷叶相配，既可增强本方止血之功，又可避免血止留瘀之弊。四药合用，凉血止血之功，使血清血宁，吐血、衄血可止。

【煎服方法】　上四味药捣烂做成鸡子大的丸药，每次用一丸，水煎服。亦可作汤剂，水煎服。

【功效主治】　凉血止血。主治血热妄行。症见吐血，衄血，血色鲜红，口干咽燥，舌红或绛，脉弦数。

复元活血汤

复元活血①**汤柴胡，花粉当归山甲入，**
桃仁红花大黄草，损伤瘀血酒煎祛。

【注　释】　①复元活血：本方有活血祛瘀之功，能祛除积在胁下的瘀血，使瘀血去，新血生，气调畅，血脉通，则胁痛可自平。

【组　方】　柴胡半两，天花粉、当归各三钱，穿山甲（炮）、红花、甘草各二钱，桃仁（去皮尖）五十个，大黄（酒浸）一两。

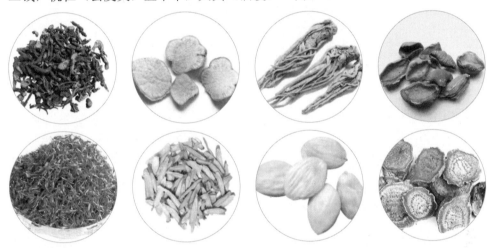

【方　解】　复元活血汤出自李东垣的《医学发明》。因损伤而瘀血留于胁下，胁下痛不可忍为本方的主证。故方中重用酒制大黄荡涤留瘀败血，引瘀血下行；柴胡归肝经，疏肝调气，使气行血活，且引诸药入肝经，与大黄相配，一升一降，调畅气机，更增加攻散胁下瘀血之功，共为君药。当归、桃仁、红花活血祛瘀，消肿止痛，共为臣药。穿山甲破瘀通络；天花粉能入血分消瘀散结，又可清热润燥（因血瘀久化热），共为佐药。甘草缓急止痛，调和诸药，为使药。加酒煎服能增强活血祛瘀之效。

【煎服方法】　上八味药共研粗末，每次用一两，水酒煎（水和酒比例为3：1），去滓，温热服。

【功效主治】　活血祛瘀，疏肝通络。主治跌打损伤，瘀血留于胁下。症见胁肋疼痛不可忍。

第十章　祛风之剂

⟨ 小续命汤 ⟩

小续命[1]汤桂附芎，麻黄参芍杏防风，
黄芩防己兼甘草，六经[2]风中此方通。

【注　释】　①续命：患者正气虚弱，被外风侵袭，突然不省人事，半身不遂，语言困难等病症出现。病症危急，服用本方能扶正祛邪，转危为安，故名叫"小续命汤"。②六经：即太阳经、阳明经、少阳经、太阴经、少阴经、厥阴经的合称。

【组　方】　桂心（《保命集》作桂枝）、川芎、麻黄、人参、芍药、杏仁、黄芩、甘草、防己各一两，附子一枚，防风一两半，生姜五两。

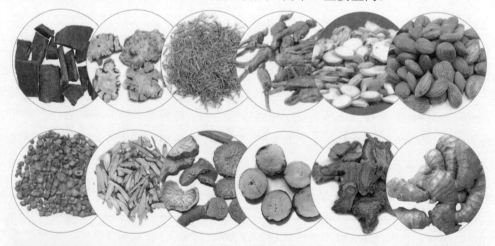

【方　解】　小续命汤出自孙思邈的《备急千金要方》，此方专祛上攻血脉之痹。方中麻黄、杏仁，治寒；桂枝、芍药，治风。人参、甘草补气，川芎、芍药养血，防风治风淫，防己治湿淫，附子治寒淫，黄芩治热淫。方剂中诸药合用，可祛风除湿，益气扶正。

【煎服方法】　水煎，分三次温服。

【功效主治】　祛风散寒，扶正除湿。主治六经中风。症见不省人事，筋脉拘急，半身不遂，口眼㖞斜，语言謇涩（即语言困难，说话不流利），或神气混乱，风湿痹痛。

大秦艽汤

大秦艽汤羌独防，芎芷辛芩二地黄，
石膏归芍苓甘术，风邪散见可通尝。

【组　　方】　秦艽、石膏各二两，羌活、独活、防风、川芎、白芷、黄芩、生地黄、熟地黄、当归、白芍、茯苓、炙甘草、白术各一两，细辛半两。

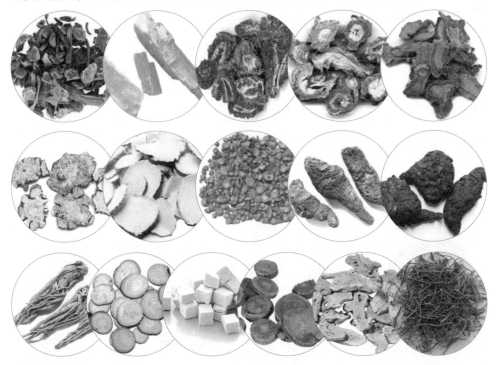

【方　　解】　大秦艽汤出自刘河间的《素问病机气宜保命集》。风邪初中经络为方中重用秦艽祛风通络，为君药。更以羌活、独活、防风、白芷、细辛等辛散之品，祛风散邪，加强君药祛风之力，并为臣药。语言与手足运动障碍，除经络痹阻外，与血虚不能养筋相关，且风药多燥，易伤阴血，故伍以熟地黄、当归、白芍、川芎养血活血，使血足而筋自荣，络通则风易散，寓有"治风先治血，血行风自灭"之意，并能制约诸风药之温燥；脾为气血生化之源，故配白术、茯苓、甘草益气健脾，以化生气血；生地黄、石膏、黄芩清热，是为风邪郁而化热者设，以上共为方中佐药。炙甘草调和诸药，兼使药之用。诸药合用，组成一个既能搜逐各经风邪，又有益气养血，活血降火作用的方剂。

【煎服方法】　上十六味药，共研粗末，每次用一两，水煎服。

【功效主治】　祛风清热，养血活血。主治风邪初中经络证。症见手足不能运动，舌强不能言语，口眼㖞斜，风邪散见，不拘一经者。

三生饮

三生饮①用乌附星，三皆生用木香听，

加参对半扶元气，卒中②痰迷③服此灵。

星香散亦治卒中，体肥不渴邪在经。

【注　释】　①三生饮：方中川乌、附子、南星三味药皆生用，取其力峻而行速，故名三生饮。②卒中：即中风，突然发生昏仆，不省人事。③痰迷：即痰迷心窍（痰蒙心包）。主要症状有意识模糊，喉有痰声，胸闷，甚者昏迷不醒，苔白腻，脉滑。

【组　方】　生川乌、生附子各五钱，生南星一两，木香二钱。

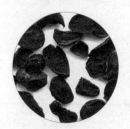 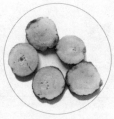 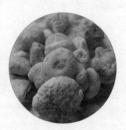 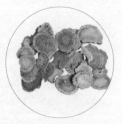

【方　解】　三生饮出自《太平惠民和剂局方》。本方证因阳气衰微，风邪入中，寒痰上壅，胸中清阳之气为浊阴蔽塞不通所致。故中风、寒痰上壅为本方的主证。阳气衰微，气机阻滞为本方的兼证。方中生南星辛苦温，善祛风化痰，为君药。生川乌大辛大热，散风逐寒，通经络，且又补阳；生附子辛热燥烈，补阳温脾，祛风散寒，通行经络，共为臣药。木香理气，使气顺则痰行；煎加生姜十五片，取其辛温发散风寒，辛散化痰涩，且又可制约乌、附、南星之毒，均为佐药。诸药相配，成为散风逐痰，助阳祛寒，通经络之峻剂。

【煎服方法】　上四味药研成粗末，每次服半两，加生姜十五片水煎，温服，不拘时候。

【功效主治】　散风除痰，助阳祛寒。主治卒中痰厥。症见突然昏愦，不省人事，痰涎壅盛，四肢厥逆，语言謇涩。

【附　　方】

方　名	组　方	用　法	功　效	主　治
星香散（《医方集解》）	胆南星八钱，木香二钱	共研末服	化痰调气	中风痰盛，体肥不渴者

地黄饮子

地黄①饮子山茱斛，麦味菖蒲远志茯，

苁蓉桂附巴戟天，少入薄荷姜枣服，

喑厥②风痱③能治之，虚阳归肾阴精足。

【注　　释】　①地黄：本方以熟地黄滋养肾阴为主，所以用地黄作为方名。②喑(yīn)厥：指失声不能说话(舌强不能言语)。厥，是手足厥冷。③风痱(fèi)：指四肢痿废，不能运动。风痱，即中风后出现瘫痪，足废不能行。

【组　　方】　熟地黄、山茱萸、石斛、麦冬、五味子、石菖蒲、远志、茯苓、肉苁蓉、肉桂、炮附子、巴戟天各等份。

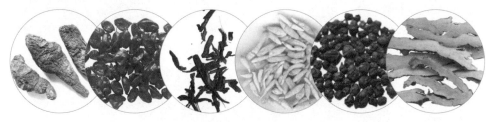

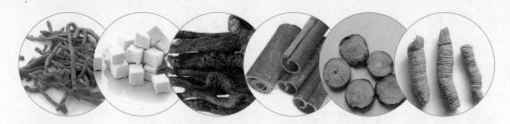

【方　解】　地黄饮子出自刘河间的《黄帝素问宣明论方》。方用熟地黄、山茱萸滋补肾阴，肉苁蓉、巴戟天温壮肾阳，四味共为君药。配伍炮附子、肉桂之辛热，以助温养下元，摄纳浮阳，引火归原；石斛、麦冬、五味子滋养肺肾，金水相生，壮水以济火，均为臣药。石菖蒲与远志、茯苓合用，是开窍化痰，交通心肾的常用组合，是为佐药。姜、枣和中调药，功兼佐使。诸药相配，使下元得补，虚阳归肾，则暗厥风痱都可治疗。

【煎服方法】　上十二味药，研成粗末，每次服三钱，加生姜五片，大枣一枚，薄荷五七叶，水煎服。

【功效主治】　滋肾阴，补肾阳，开窍化痰。主治暗痱。症见舌强不能言，足废不能用，口干不欲饮，足冷面赤，脉沉细弱。

独活汤

独活汤中羌独防，芎归辛桂参夏菖，
茯神远志白薇草，瘛疭昏愦[1]力能匡[2]。

【注　释】　①昏愦：神志昏乱，不明事理的症状。②匡：纠正，挽救。

【组　方】　独活、羌活、防风、川芎、当归、细辛、桂心、人参、半夏、石菖蒲、茯神、远志、白薇各五钱，甘草二钱半。

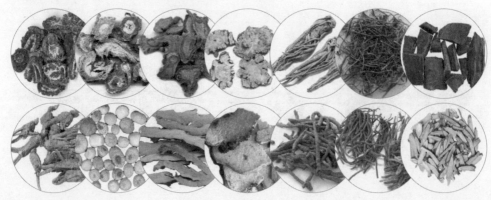

【方　　解】　独活汤出自《丹溪心法》，肝属风而主筋，故瘈疭为肝邪。独活、羌活、防风治风，细辛、桂心温经，半夏除痰，川芎、当归和血，血活则风散。肝移热于心则昏愦。人参补心气，石菖蒲开心窍，茯神、远志安心，白薇退热止风。方中诸药配伍，风静火息，开窍安神，诸症愈。

【煎服方法】　上述十四味药共研粗末，每次服用一两，用时加生姜、大枣，水煎服。

【功效主治】　疏风散邪，补肝宁心，开窍。主治肝虚受风（即肝虚外风乘虚而侵入）。症见瘈疭，恶寒发热或神志昏愦。

〈顺风匀气散〉

顺风匀气术乌沉，白芷天麻苏叶参，
木瓜甘草青皮合，㖞僻[1]偏枯[2]口舌喑[3]。

【注　　释】　①㖞僻：即口眼歪斜。②偏枯：即半身不遂。③舌喑：即舌强不能说话。

【组　　方】　白术二钱，乌药一钱半，沉香、白芷、紫苏叶、木瓜、炙甘草、青皮各三分，天麻、人参各五分。

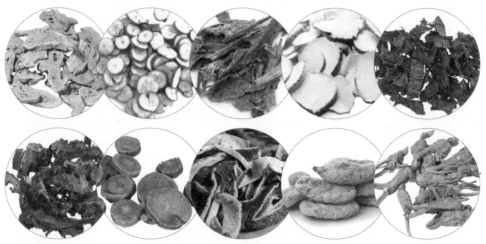

【方　　解】　顺风匀气散出自《奇效良方》，方中天麻、紫苏叶、白芷，以疏风气。乌药、青皮、沉香，以行滞气。人参、白术、炙甘草，以补正气。疏之行之补之，而气匀，气匀则风顺。木瓜，能于土中泻木，调荣卫而伸筋。方中诸药配伍，散风疏气，并能调匀气机，诸证皆除，故名"顺风匀气散"。

【煎服方法】 上述十味药，加生姜三片，水煎服。

【功效主治】 顺风匀气。主治中风。症见半身不遂，行动不利，口眼㖞斜，舌强不能言等。

《上中下通用痛风方》

黄柏苍术天南星，桂枝防己及威灵，

桃仁红花龙胆草，羌芷川芎神曲停，

痛风①湿热与痰血，上中下通用之听。

【注　释】 ①痛风：即风痹。由风寒湿邪侵袭经络、肢节，其中又以风邪为甚的痹证。症见肢节疼痛，游走不定等。

【组　方】 酒炒黄柏、苍术、川芎、天南星各二两，桂枝、威灵仙、羌活各三钱，防己半钱，桃仁、白芷各五钱，龙胆草五分，炒神曲一两，红花一钱半。

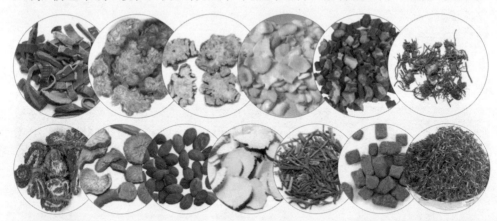

【方　解】 上中下通用痛风方出自朱丹溪的《金匮钩玄》。痛风一症，以外受风邪为主，每多挟寒、挟热、挟湿、挟痰或瘀血阻络等病因，本方可通治各种原因所致痛风症。方中黄柏清热，苍术燥湿（此二妙散，治痿正药），龙胆草泻火，防己行水，四者所以治湿与热；天南星燥痰散风，桃仁、红花活血去瘀，川芎为血中气药，四者治痰与血；羌活祛百节之风，白芷祛头面之风，桂枝、威灵仙祛臂胫之风，四者治风；加炒神曲，消中州陈积之气。疏风以宣于上，泻热利湿以泄于下，活血燥痰消滞以调于中，所以能兼治而通用。

【煎服方法】　上十三味药共研细末，用神曲煮糊为丸，如梧桐子大，每次服一百丸，白开水送下。

【功效主治】　疏风清热，祛湿化痰，活血止痛。主治痛风症。症见上中下周身骨节疼痛。

独活寄生汤

独活寄生艽防辛，芎归地芍桂苓均，
杜仲牛膝人参草，冷风顽痹屈能伸，
若去寄生加芪续，汤名三痹古方珍。

【组　　方】　独活三两，桑寄生、秦艽、防风、细辛、川芎、当归、干地黄、芍药、肉桂、茯苓、杜仲、牛膝、人参、甘草各二两。

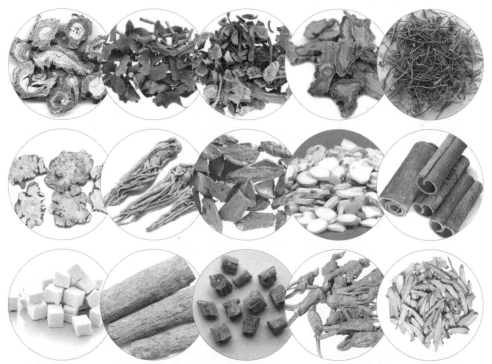

【方　　解】　独活寄生汤出自孙思邈的《备急千金要方》。本方所治之证，乃是风寒湿三气痹着日久，肝肾不足，气血两虚所致。故风寒湿痹着日久为本方主证，肝肾两亏，气血不足为本方的兼证。方中独活疏散伏风，善祛下焦与筋骨间的风寒湿邪，为君药。防风、秦艽祛风胜湿，通络舒筋；细辛能散少阴肾经风寒，温通血脉而止痛，共为臣药。桑寄生祛风湿，强筋骨；杜仲、牛膝补肝肾，强筋骨；当归、地黄、芍药、川芎补血活血；人参、茯苓、甘草补气健脾，扶助正气；肉桂补阳祛寒，通利血脉，共为佐药。甘草调和诸药，兼有使药之用。诸药相配，既能祛邪，又能扶正，标本兼顾，使风寒湿除，气血足，肝肾得补，诸证则缓解。故对风湿乘虚而入，痹着日久，肢节屈伸不利的顽固痹证，用之能使肢节屈伸自如。

【煎服方法】 上十五味药，水煎分三次服。

【功效主治】 祛风湿，止痹痛，益肝肾，补气血。主治风寒湿痹，肝肾两亏，气血不足。症见腰膝疼痛，肢节屈伸不利，或麻木不仁，畏寒喜温，心悸气短，舌淡苔白，脉象细弱。

【附　　方】

方　名	组　方	用　法	功　效	主　治
三痹汤（《校注妇人良方》）	本方系独活寄生汤去桑寄生，加黄芪、续断而成	加姜枣，水煎服	祛风胜湿，益气养血	风寒湿痹及气血凝滞，手足拘挛

消风散

消风①散内羌防荆，芎朴参苓陈草并，

僵蚕蝉蜕藿香入，为末茶调或酒行，

头痛目昏项背急，顽麻瘾疹服之清。

【注　释】 ①消风：本方有消风散热之功，故名消风散。

【组　方】 羌活、防风、川芎、人参、茯苓、僵蚕、蝉蜕、藿香各二两，荆芥、厚朴、陈皮、甘草各半两。

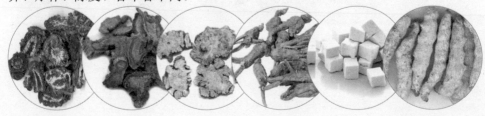

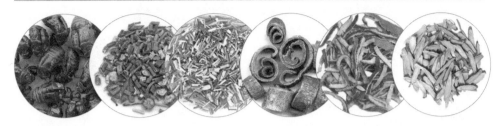

【方　解】　消风散出自《太平惠民和剂局方》，用于治疗风热上攻。方中羌活、防风、荆芥、川芎之辛浮，以治头目项背之风；僵蚕、蝉蜕之清扬，以祛皮肤之风；藿香、厚朴以祛恶散满；人参、茯苓、甘草、陈皮以辅正调中，使风邪无留壅。方中诸药相配，共奏清风散热，理气健脾之功。

【煎服方法】　上述十二味药共研细末，每次服用二钱，服用时以茶水调下，或者用酒调下。

【功效主治】　消风散热，理气健脾。主治风热上攻。症见头痛目昏，项背拘挛，鼻嚏声重，以及瘾疹瘙痒、皮肤顽麻，又治妇人血风。

川芎茶调散

川芎茶调①散荆防，辛芷薄荷甘草羌，
目昏鼻塞风攻上，正偏头痛悉能康，
方内若加僵蚕菊，菊花茶调用亦臧②。

【注　释】　①川芎茶调：本方君药有川芎，服时用清茶调下，故名川芎茶调散。②臧(zāng)：即善、好。

【组　方】　川芎、荆芥各四两，防风一两半，细辛一两，白芷、炙甘草、羌活各二两，薄荷八两。

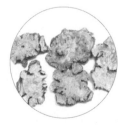
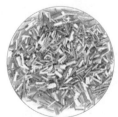
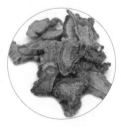
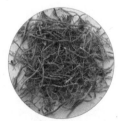

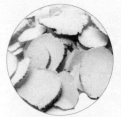 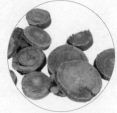 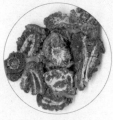 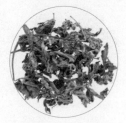

【方　解】　川芎茶调散出自《太平惠民和剂局方》。外感风邪头痛为本方的主证。方中川芎辛温，善于祛风活血而止头痛，长于治少阳、厥阴经头痛（头顶痛或两侧头痛）；荆芥轻扬升散，温而不燥，善疏散风邪，既散风寒，又散风热，两药相合，疏散上部风邪而止头痛，共为君药。防风、白芷、羌活、细辛均能疏风止痛。其中白芷善治足阳明胃经头痛（前额部）；羌活善治足太阳膀胱经头痛（后头痛牵连项部）；细辛善治足少阴肾经头痛。薄荷用量较重，能清利头目，消散上部风热，俱为臣药。用时以清茶调下，是取茶叶的苦寒之性，既可上清头目，又能制约诸风药的过于温燥与升散，使升中有降，为佐药。甘草调和诸药，为使药。诸药合用，共奏疏风止痛之效。

【煎服方法】　上八味药共研细末，每次服二钱，饭后清茶调下。

【功效主治】　疏风止痛。主治外感风邪头痛。症见偏正头痛或巅顶头痛，恶寒发热，目眩头昏，鼻塞，舌苔薄白，脉浮。

【附　方】

方　名	组　方	用　法	功　效	主　治
菊花茶调散（录自（《医方集解》）	本方由川芎茶调散加菊花、僵蚕而成	共为细末，每次服二钱，饭后清茶调下	疏风止痛，清利头目	风热上犯。症见偏正头痛，或巅顶痛，头晕目眩等

清空膏

清空[1]芎草柴芩连，羌防升之入顶巅[2]，
为末茶调如膏服，正偏头痛一时蠲[3]。

【注　释】　[1]清空：此处指头。因为头是阳气交会的地方，叫作清空之处。[2]巅：此指头顶。[3]蠲：免除。

【组　　方】　川芎五钱，炙甘草一两半，柴胡七钱，黄连、羌活、防风各一两，黄芩三两。

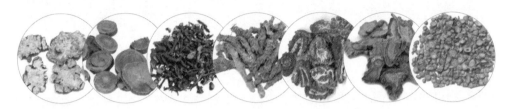

【方　　解】　清空膏出自李东垣的《兰室秘藏》，专治因风热上攻头部所致的偏头痛，故名"清空膏"。方中川芎辛香善升，活血行气；防风祛风止痛，为头痛之要药；羌活疏风除湿，柴胡升散解热，合川芎以止偏正头痛；黄芩、黄连苦寒泄热渗湿，酒炒而用，且与升散之品相配，则能上至巅顶而除头部湿热；炙甘草益气安中，缓痛和药；茶叶清利头目。诸药合用，可使清气上升，浊阴下降，风邪湿热俱去，则经年头痛可除。

【煎服方法】　上述七味药共研细末，每次服二钱汤匙，用茶少许调成膏状，抹在口中，用时以少许白开水送下。

【功效主治】　祛风除湿，清热止痛。主治风湿热上壅。症见头痛、偏头痛，头风，或头痛不止等。

人参荆芥散

人参荆芥散熟地，防风柴枳芎归比，
酸枣鳖羚桂术甘，血风劳①作风虚②治。

【注　　释】　①血风劳：即指妇人血脉空虚，感受风邪，而致寒热盗汗长期不愈，成痨病（即虚劳）。②风虚：指虚人（气血俱虚）受风。

【组　　方】　人参、荆芥、熟地黄、柴胡、枳壳、炒酸枣仁、炙鳖甲、羚羊角、白术各七分，防风、川芎、当归、桂心、甘草各五分。

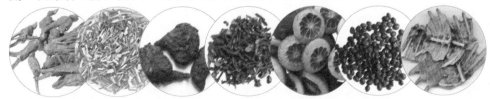

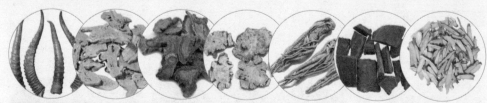

【方　解】　人参荆芥散出自陈自明的《妇人大全良方》。感受风邪为本方的主证。肝血虚，脾气虚及血虚生热均为本方的兼证。故方中用荆芥、防风疏散风邪，荆芥能疏散血中之风热，共为君药。柴胡疏风清热；羚羊角清肝热明目，且又平肝息风（肝血虚有热易生风），共为臣药。熟地黄大补阴血；鳖甲滋阴清热；当归、川芎养血和血调经；人参、白术、甘草补气健脾，使气血生化有源；枳壳行气，调畅气机；桂心温通经脉；酸枣仁补肝养心敛汗，共为佐药。甘草又可调和诸药，兼有使药之用。诸药相配，有疏风清热，补肝健脾之功。

【煎服方法】　上十四味药，加生姜三片，水煎服。

【功效主治】　散风清热，益气养血。主治妇女血风劳。症可见遍身疼痛，头昏目涩，寒热盗汗，颊赤口干，月经不调，面黄肌瘦，腹痛。

第十一章　祛寒之剂

理中汤

理中①丸主理中乡，甘草人参术黑姜，
呕痢腹痛阴寒盛，或加附子总回阳。

【注　释】①理中：指本方有调理中焦脾胃的作用。

【组　方】炙甘草、人参、白术、黑干姜各三两。

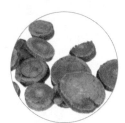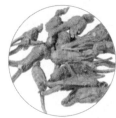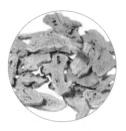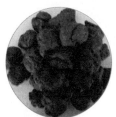

【方　解】理中汤出自张仲景的《伤寒论》。寒客中焦为本方的主证。方中干姜温运中焦，以散寒邪为君；人参补气健脾，协助干姜以振奋脾阳为臣；佐以白术健脾燥湿，以促进脾阳健运；使以炙甘草调和诸药，而兼补脾和中；以蜜和丸，取其甘缓之气调补脾胃。诸药合用，使中焦重振，脾胃健运，升清降浊机能得以恢复，则吐泻腹痛可愈。

【煎服方法】上四味药，水煎，分三次温服。本方制成蜜丸，即"理中丸"，每丸重三钱，每次服一丸，日服二三次，温开水送下。

【功效主治】温中祛寒，补气健脾。主治中焦虚寒（中焦阳气虚有寒）。症见呕吐、下利，腹痛，口不渴，不欲饮食，舌淡苔白或白滑，脉迟缓等。或阳虚失血，或小儿慢惊，或病后喜唾涎沫，或霍乱吐泻，以及胸痹等由中焦虚寒所致者。

【附　方】

方　名	组　方	用　法	功　效	主　治
附子理中丸（《阎氏小儿方论》）	干姜、人参、白术、炙甘草、附子各一两	五药为细末，炼蜜和丸，一两作十丸。每次服一丸，温开水送服。小儿酌减（亦可作汤剂，水煎服）	温阳祛寒，益气健脾	脾胃虚寒，风冷相乘，脘腹疼痛，霍乱吐泻，四肢拘急等

真武汤

真武①汤壮肾中阳，茯苓术芍附生姜，
少阴腹痛有水气，悸眩②瞤惕③保安康

【注　释】　①真武：传说真武为北方的水神。因本方主治肾阳虚，水气内停之证，服后可温壮肾阳，祛除在里的阴寒。②悸眩：悸，指心下悸，乃水气上凌于心所致。眩，即头眩，清阳不升缘故。③瞤惕：原指目跳动。这里指身体肌肉跳动。惕，作恐惧解，这里指筋跳动。

【组　方】　茯苓三两，白术二两，芍药三两，炮附子一枚，生姜三两。

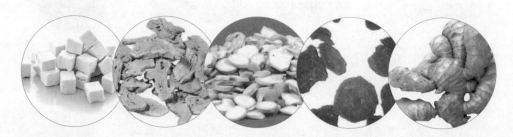

【方　解】　真武汤出自张仲景的《伤寒论》。本方为治疗脾肾阳虚，水湿泛溢的基础方。方中附子大辛大热，温肾助阳散寒以化气行水，兼暖脾土，以运化水湿，为君药。白术健脾燥湿利水，茯苓健脾渗湿利水，使水气从小便而出，共为臣药。生姜辛温，既助附子温阳散寒，又助术、苓温散在里的寒水；芍药敛阴养阴，既补已伤之阴，又使利水而不伤阴，还可柔肝缓急止腹痛，养阴舒筋以止筋惕肉瞤，尚能利小便而行水气，共为佐药。诸药相配，共奏温阳利水之功。因本方能温壮肾中阳气，驱散在里的阴寒水气，故对肾阳虚（歌中少阴即是足少阴肾），寒水内停而致腹痛、小便不利及发汗太过而致阳虚水泛诸证，治疗都有良好效果。

【煎服方法】　上五味，水煎，分三次温服。

【功效主治】　温阳利水。主治：①脾肾阳虚，水气内停。症见腹痛，小便不利，四肢沉重疼痛，下利，或肢体浮肿，苔白不渴，脉沉等。②太阳病发汗太过，阳虚水泛。症见汗出不解，其人仍发热，心下悸，头眩，身𬌗眩瞤动，振振欲擗地。

四逆汤

四逆①汤中姜附草，三阴②厥逆③太阳沉④，
或益姜葱参芍桔，通阳复脉力能任。

【注　释】　①四逆：四肢温和为顺，不温为逆。本方能治肾阳衰微，阴寒太盛的四肢厥逆，故名四逆汤。②三阴：即指足太阴脾、足少阴肾、足厥阴肝。③厥逆：即指四肢逆冷，手冷可过肘，足冷可过膝。由阳气内衰，阴寒独盛所致。此属阴证厥逆。④太阳沉：指太阳证脉沉者亦用此方。

【组　方】　干姜一两半，附子一枚，炙甘草二两。

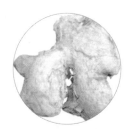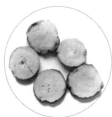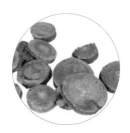

【方　解】　四逆汤出自张仲景的《伤寒论》，用于治疗肾阳衰微，寒邪内盛。方中以大辛大热之生附子为君，入心、脾、肾经，温壮元阳，破散阴寒，回阳救逆，生用则能迅达内外以温阳逐寒。臣以辛热之干姜，入心、脾、肺经，温中散寒，助阳通脉。附子与干姜同用，一温先天以生后天，一温后天以养先天，相须为用，相得益彰，温里回阳之力大增，是回阳救逆的常用组合。炙甘草之用有三：一则益气补中，使全方温补结合，以治虚寒之本；二则甘缓姜、附峻烈之性，使其破阴回阳而无暴散之虞；三则调和药性，并使药力作用持久，是为佐药而兼使药之用。综观本方，药简力专，大辛大热，使阳复厥回。

【煎服方法】 上述三味药，附子先煎一小时，再加余药同煎，取汁分两次服。

【功效主治】 回阳救逆。主治阳虚寒厥证。症见四肢厥逆，恶寒嗜睡，呕吐不渴，神衰欲寐，腹痛下利，舌苔白滑，脉微细，或太阳病误汗亡阳脉沉者。

【附　　方】

方　名	组　方	用　法	功　效	主　治
通脉四逆汤（《伤寒论》）	附子大者一枚，干姜三两，炙甘草二两	水煎，分二次温服（附子先煎一小时）	回阳通脉	少阴病。症见下利清谷，里寒外热，手足厥逆，脉微欲绝，面赤身寒，或利止，脉不出，或腹痛，或干呕，或咽痛

白通加猪胆汁汤

白通①加尿猪胆汁，干姜附子兼葱白，
热因寒用妙义深，阴盛格阳②厥无脉。

【注　释】 ①白通：即"白通汤"，由葱白四茎，干姜一两，生附子一枚三味药组成。②阴盛格阳：指体内阴寒太盛，把虚阳格拒在外，出现内真寒而外假热的证候，简称"格阳证"。

【组　方】 葱白四茎，干姜一至二两，生附子一枚，人尿五合，猪胆汁一合。

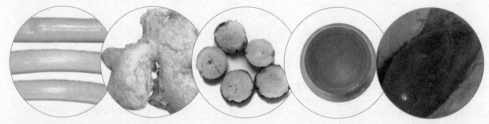

【方　解】 白通加猪胆汁汤出自张仲景的《伤寒论》。肾阳衰微，阴寒太盛，把虚阳格拒于外（实为格阳于上）为本方的主证。故阴伤为本方的兼证，干呕而烦为本方的次要症状。方用大辛大热的附子温肾壮阳，祛寒救逆，为君药。干姜助君温阳散寒；葱白辛温，宣通上下阳气，以通阳散寒，共为臣药。阴寒太盛会格拒阳药，所以又佐以苦寒猪胆汁、咸寒人尿为引导，使热药能入里发挥作用，此为反佐之用（即是热因寒用妙义深）。除此，两药咸寒苦降，可滋阴和阳，引虚阳下入阴中，共为佐药。诸药合用，共奏破阴回阳，宣通上下，兼反佐之功。

【煎服方法】　用水先煎附子一小时，再加入葱白、干姜同煎，取汁，放入猪胆汁、人尿，分二次温服。

【功效主治】　破阴回阳，宣通上下。主治阴盛格阳。症见下利不止，四肢厥逆，干呕心烦，无脉等。

吴茱萸汤

吴茱萸汤人参枣，重用生姜温胃好，
阳明寒呕少阴利，厥阴头痛皆能保。

【组　　方】　吴茱萸一升，生姜六两，人参三两，大枣十二枚。

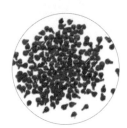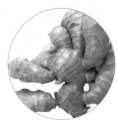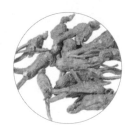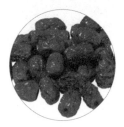

【方　　解】　吴茱萸汤出自张仲景的《伤寒论》。本证多由肝胃虚寒，浊阴上逆所致，治疗以温中补虚，降逆止呕为主。方中吴茱萸味辛苦而性热，既能温胃暖肝祛寒，又能和胃降逆止呕，为君药；生姜温胃散寒，降逆止呕，为臣药；人参益气健脾，为佐药；大枣甘平，合人参益脾气，为使药。四药相合，温中与降逆并施，寓补益于温降之中，共奏温中补虚，降逆止呕之效。

【煎服方法】　上四味药，水煎分三次温服。

【功效主治】　温中补虚，降逆止呕。主治：①胃中虚寒（阳明虚寒）。症见食谷欲呕，胸膈满闷，或胃脘痛，吞酸嘈杂。②少阴吐痢，手足厥冷，烦躁欲死。③厥阴头痛，干呕，吐涎沫等，均见舌淡苔白滑，脉细迟或弦细。

益元汤

益元①艾附与干姜，麦味知连参草将，
姜枣葱煎入童便，内寒外热名戴阳②。

【注　释】 ①益元：本方有补元阳（即肾阳）的作用，故名之。②戴阳：即是肾阳衰微，阴寒太盛，把虚阳格拒于上，出现下虚寒而上假热（即内寒外热），症见面赤，身热，烦躁的假热表现。

【组　方】 炮附子、干姜、黄连、人参各五分，五味子九粒，麦冬、知母各一钱，艾叶、炙甘草各三分。

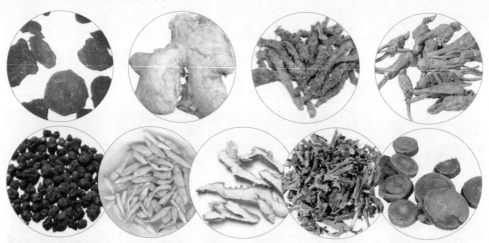

【方　解】 益元汤出自陶节庵的《伤寒六书》，用于治疗戴阳证。戴阳证乃人体真阳衰虚，外格阳热，实则真寒逼阳气上浮。方中以附子为君药，温壮肾阳，散寒回阳。干姜、艾叶温中逐寒，通经络，助君药补阳散寒回阳，为臣药。人参、甘草益气补中；麦冬、五味子补肺、肾之阴，使阳有所依；黄连清上越虚火；知母滋阴降火；葱白宣通上下阳气；生姜、大枣调补脾胃，入童便冷服，有反佐之意，防止药入口即吐，又可滋阴降火，引无根之火下行归肾，均为佐药。甘草又可调和诸药，有使药之用。诸药相配，益元阳，逐阴寒，引火归原，所以对戴阳证有很好疗效。

【煎服方法】 上述九味药加生姜三片，大枣三枚，葱白三茎用水煎，煎好去滓，再加童子小便一匙冷服。

【功效主治】 益元阳，逐阴寒，引火归原。主治戴阳证。症见面赤身热，烦躁不安，欲裸衣入井，坐到水中，但又要加厚衣被，饮水不入口等。

回阳救急汤

回阳救急用六君^①，桂附干姜五味群^②，

加麝三厘或胆汁，三阴寒厥^③见奇勋。

【注　释】①六君：即"六君子汤"，由人参、白术、茯苓、炙甘草、陈皮、半夏组成。②群：会合。③三阴寒厥：指寒邪直中三阴经（足太阴、足少阴、足厥阴），真阳衰微而出现四肢厥冷。

【组　方】人参、白术、茯苓、炙甘草、陈皮、半夏、肉桂、熟附子、干姜、五味子（共十味药，原书无药量）。

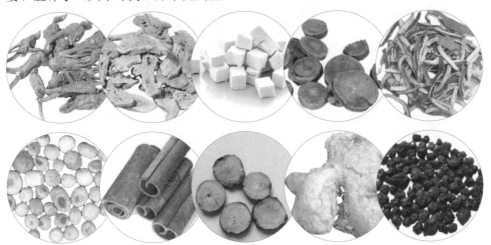

【方　解】回阳救急汤出自陶节庵的《伤寒六书》，用于治疗三阴寒邪内盛，真阳衰微证。方中以附子配干姜、肉桂，则温里回阳，祛寒通脉之功尤著。六君子汤补益脾胃，固守中州，并能除阳虚水湿不化所生的痰饮。人参合附子，益气回阳以固脱；配五味子益气补心以生脉。麝香三厘，辛香走窜，通行十二经脉，与五味子之酸收配合，则散中有收，使诸药迅布周身，而无虚阳散越之弊。诸药相合，共收回阳生脉之效，使厥回脉复而诸症自除。

【煎服方法】上述十味药加生姜三片水煎，临服时加麝香三厘调服。

【功效主治】回阳救急，益气生脉。主治寒邪直中三阴，真阳衰微。症见恶寒嗜卧，吐泻腹痛，四肢厥冷，口不渴，神衰欲寐，或身寒战栗，或吐涎沫，或指甲口唇青紫，脉沉微，舌淡苔白，甚或无脉等。

四神丸

四神故纸①吴茱萸，肉蔻五味四般须，

大枣百枚姜八两，五更肾泻②火衰扶。

【注　释】①故纸：破故纸为豆科植物补骨脂的果实。②肾泻：五更泻，五更之时腹泻。

【组　方】肉豆蔻、五味子各二两，补骨脂四两，吴茱萸一两。

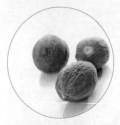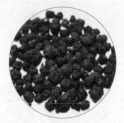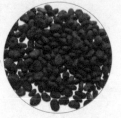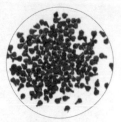

【方　解】四神丸出自王肯堂的《证治准绳》，常用于治疗五更泻。方中重用补骨脂辛苦性温，补命门之火以温养脾土，《本草纲目》谓其"治肾泄"，故为君药。臣以肉豆蔻温中涩肠，与补骨脂相伍，既可增温肾暖脾之力，又能涩肠止泻。吴茱萸温脾暖胃以散阴寒；五味子酸温，固肾涩肠，合吴茱萸以助君、臣药温涩止泻之力，为佐药。用法中姜、枣同煮，枣肉为丸，意在温补脾胃，鼓舞运化。诸药合用，俾火旺土强，肾泄自愈。

【煎服方法】上述四味药共研细末，和生姜八两、大枣百枚同煮，煮熟后枣肉和药末共捣匀做成丸药，每次服二至三钱，临睡时白开水或淡盐汤送下。

【功效主治】涩肠止泻，温补脾肾。主治脾肾虚寒。症见每日五更天时大便泄泻，不思饮食，或久泻不止，神疲乏力，腹痛腰酸肢冷，脉沉迟无力，舌淡苔白。

厚朴温中汤

厚朴温中陈草苓，干姜草豆蔻木香停①，

煎服加姜治腹痛，虚寒胀满用皆灵。

【注　释】①停：停当，完备。

【组　方】厚朴、陈皮各一两，炙甘草、茯苓、草豆蔻、木香各五钱，干姜七分。

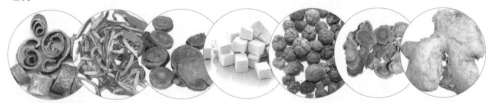

【方　解】　厚朴温中汤出自李东垣的《内外伤辨惑论》，用于治疗寒湿阻于脾胃，气机阻滞证。方中厚朴辛苦温燥；行气消胀，燥湿除满为君药。草豆蔻辛温芳香，温中散寒，燥湿运脾为臣药。陈皮、木香行气宽中，助厚朴消胀除满；干姜、生姜温脾暖胃，助草豆蔻散寒止痛；茯苓渗湿健脾，均为佐药。甘草益气和中，调和诸药，功兼佐使。诸药合用，共成行气除满，温中燥湿之功，使寒湿得除，气机调畅，脾胃复健，则痛胀自解。

【煎服方法】　上述七味药共研粗末，合为粗散，每次服五钱匕，加生姜三片。水煎，去滓，温服。服药后忌冷食。作汤剂，加生姜三片，水煎服（用量按原方比例酌减）。

【功效主治】　温中行气，燥湿除满。主治脾胃伤于寒湿。症见脘腹胀满或疼痛，不欲饮食，舌苔白腻，四肢倦怠，脉沉弦等。

导气汤

寒疝①痛用导气汤，川楝茴香与木香，
吴茱萸以长流水②，散寒通气和小肠。

【注　释】　①寒疝：指寒邪侵于厥阴肝经而致阴囊冷痛，牵引睾丸作痛等痛证。俗称"小肠疝气"。②长流水：即河中长年流动的水。

【组　方】　川楝子四钱，小茴香二钱，木香三钱，吴茱萸一钱。

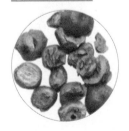 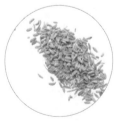 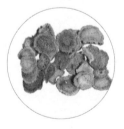 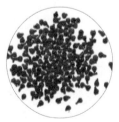

【方　解】 导气汤出自汪昂的《医方集解》。寒凝气滞之寒疝为本方的主证。方中川楝子入肝经，行气疏肝，小茴香暖下焦而散寒邪，尤善散肝经寒邪，二药共为君药。木香辛苦温，可升可降，通理三焦，使气机调畅而止痛；吴茱萸辛苦热，疏肝下气，散寒止痛，共为臣药。四药之中，除川楝子苦寒，余皆为温热之品，如此相配，可减川楝子之寒性，存其行气疏肝之用。又虑肝内寄相火，气郁久生热，用川楝子可防止暖肝散寒而动相火，还能导小肠、膀胱之热从小便而出。用长流水煎，既干净又引药下行。

【煎服方法】 上四味药，用河中长流水煎服。

【功效主治】 行气疏肝，散寒止痛。主治寒疝。症见阴囊冷痛，结硬如石，或引睾丸而痛等。

疝气汤

疝气①**方用荔枝核，栀子山楂枳壳益，**
再入吴茱暖厥阴，长流水煎疝痛释。

【注　释】 ①疝气：指由寒湿之邪侵犯肝气所致的疝气痛。

【组　方】 荔枝核、栀子、炒山楂、枳壳、吴茱萸各等份。

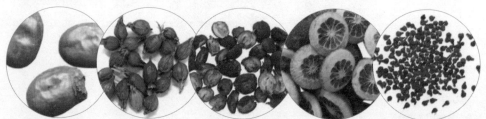

【方　解】 疝气汤出自朱丹溪的《丹溪心法》。寒湿侵犯肝经，气机阻滞为本方的主证。气郁生热及血行不畅致瘀为本方的兼证。故方中荔枝核甘温，入肝肾经，善理气散寒止痛，为君药。吴茱萸辛热，入肝经散寒燥湿，疏肝调气；枳壳行气破结，共为臣药。山楂散瘀消积；栀子苦寒，清热利湿，导湿热从小便去，共为佐药。五药相配，共奏散寒除湿，理气止痛之功。煎服能使疝气疼痛消散。

【煎服方法】 上五味药共研粗末，每次用河中长流水煎服二钱。

【功效主治】 散寒除湿，理气止痛。主治寒湿疝气。症见疝气疼痛，或引睾丸而痛等。

橘核丸

橘核丸中川楝桂，朴实延胡藻带昆，

桃仁二木酒糊合，癫疝①痛顽盐酒吞

【注　释】　①癫(tuí)疝：古病名，是疝的一种。症见睾丸肿胀偏坠，或坚硬如石，或痛引脐腹，或麻木不知痛痒等。

【组　方】　炒川楝子、橘核、海藻、海带、昆布、桃仁各一两，厚朴、炒枳实、炒延胡索、桂心、木香、木通各半两。

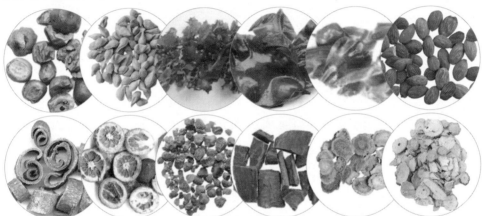

【方　解】　橘核丸出自严用和的《济生方》。肝经气血郁滞所致癫疝为本方的主证。寒湿气滞，郁久化热为本方的兼证。方中橘核苦平，主入肝经，理气散结止痛，是治寒疝腹痛专药，故为君药。川楝子、木香助君行气止痛；桃仁、延胡索入厥阴血分而活血散瘀，延胡索并善行气止痛，共为臣药。肉桂温肾暖肝而散寒；厚朴、枳实下滞气而破坚，厚朴尚可燥湿；木通通利血脉而除湿热，导湿热从小便而去；海藻、昆布、海带软坚散结，共为佐药。盐汤送下可引药下行，还能软坚；用酒可加速血行，以增强行气活血之功。诸药相合，共奏行气活血，软坚散结之功。

【煎服方法】　上十二味药共研细末，用酒煮糊为丸如梧桐子大，每次服七十丸，空腹用盐汤或温酒送下。

【功效主治】　行气止痛，软坚散结。主治癫疝。症见睾丸肿胀偏坠，或坚硬如石，或痛引脐腹等。

第十二章　祛暑之剂

《三物香薷饮》

三物香薷①豆朴先，若云热盛加黄连，

或加苓草名五物，利湿祛暑木瓜宣，

再加参芪与陈术，兼治内伤十味全，

二香合入香苏饮，仍有藿薷香葛传。

【注　释】①三物香薷：本方由三味药组成，香薷为君药，故名"三物香薷饮"。

【组　方】香薷一斤，白扁豆、姜制厚朴各半斤。

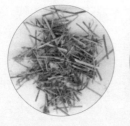 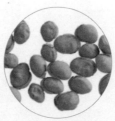 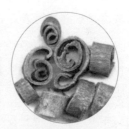

【方　解】三物香薷饮出自《太平惠民和剂局方》，用于治疗夏月外感于寒，内伤于湿证。

【煎服方法】上述三味药共研粗末，每次服三钱，用水和酒煎，冷服。

【功效主治】祛暑解表，化湿和脾。主治夏月乘凉饮冷，内伤于湿，外感于寒。症见恶寒发热，头重身倦，无汗头痛，腹痛吐泻，舌苔白腻，胸闷，脉浮等。

【附　方】

方　名	组　方	用　法	功　效	主　治
黄连香薷饮（《丹溪心法》）	三物香薷饮去扁豆，加黄连	水煎凉服	祛暑清热	中暑热盛，口渴心烦，或大便下血等
五物香薷饮（《医方集解》）	三物香薷饮加茯苓、甘草	水煎服	祛暑和中	伤暑泄泻，小便不利等
六味香薷饮（《医方集解》）	五味香薷饮加木瓜	水煎服	祛暑利湿	中暑湿盛者
十味香薷饮（《百一选方》）	六味香薷饮加入人参、黄芪、陈皮、白术	水煎服	祛暑解表，补脾除湿	暑湿内伤。症见身体疲倦，头重吐痢，神志昏沉等
二香散（《普济方》）	三物香薷饮合香苏饮，再加木瓜、苍术而成	水煎服	祛暑解表，理气除湿	夏月外感风寒，内伤湿滞。症见身热恶寒，脘腹胀满，不思饮食等
藿薷汤（《证治准绳》）	三物香薷饮合藿香正气散	水煎服	祛暑解表，理气和中	伏暑吐泻
香薷葛根汤（《医方集解》）	三物香薷饮加葛根	水煎服	祛暑解表，化湿舒筋	暑月伤风见项背拘挛及伤暑泄泻

⟨清暑益气汤⟩

清暑益气参草芪，当归麦味青陈皮，
曲柏葛根苍白术，升麻泽泻姜枣随。

【组　方】　黄芪、苍术、升麻各一钱，人参、泽泻、陈皮、炒神曲、白术各五分，炙甘草、当归、麦冬各三分，青皮二分半，五味子九粒，黄柏、葛根各二分。

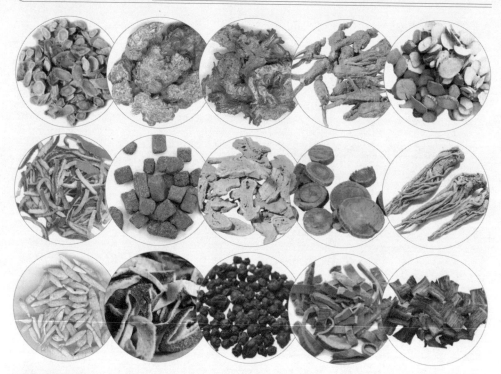

【方　解】　清暑益气汤出自李东垣的《脾胃论》，用于治疗气虚而感暑湿者。方中人参、黄芪益气固表，苍术、白术健脾燥湿；黄柏、麦冬、五味子泻火生津，陈皮、青皮、炒神曲、泽泻理气渗湿；当归养血和阴；升麻、葛根解肌升清；炙甘草和中。配合成方，共奏清暑化湿，益气生津之功。

【煎服方法】　上述十五味药加生姜二片、大枣二枚同煎，温服。

【功效主治】　清暑益气，祛湿健脾。主治暑湿伤人，气阴两伤。症见身热心烦，自汗口渴，四肢困倦，精神减少，不思饮食，胸满气促，肢体沉重或疼痛，小便赤涩，大便溏薄，脉虚等。

缩脾饮

缩[1]脾饮用清暑气，砂仁草果乌梅暨[2]，

甘草葛根扁豆加，吐泻烦渴温脾胃，

古人治暑多用温，暑为阴证[3]此所谓，

大顺杏仁姜桂甘，散寒燥湿斯[4]为贵。

【注　释】　①缩：砂仁的原植物有两种，一种是姜科檀钩阳春砂，一种是姜

科植物鳊砂，若所用的为植物缩砂的干曝果实，即为缩砂仁。②暨：和，并用。③阴证：此指阴暑，伤暑之一。因暑月炎热而吹风纳凉，或饮冷无度所致。由于暑月受寒，静血得病，故名。④斯：此，这。

【组　方】　缩砂仁、草果（煨）、乌梅、炙甘草各四两，葛根、白扁豆各二两。

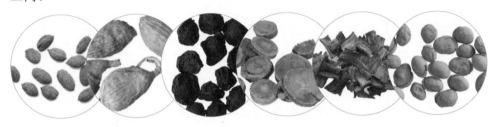

【方　解】　缩脾饮出自《太平惠民和剂局方》，用于治疗夏月感受暑湿而从寒化证。方中砂仁辛温芳香，醒脾和胃，理气化湿，为君药。白扁豆专清暑化湿；草果温脾燥湿，使湿去暑消；葛根即可解散暑热，又可鼓舞胃气上升而生津止渴；乌梅除热生津止渴，共为臣药。炙甘草健脾和中，以助脾运化，且又调和诸药，为佐使药。诸药合用，共奏清暑热，除烦渴，温脾止泻之功。

【煎服方法】　上述六味药共研粗末，每次服用四钱，水煎凉服。

【功效主治】　温脾消暑，除烦止渴。主治感受暑湿，湿伤脾胃。症见烦躁口渴，呕吐泄泻以及暑月酒食所伤等。

【附　方】

方　名	组　方	用　法	功　效	主　治
大顺散（《太平惠民和剂局方》）	干姜、肉桂、杏仁去皮尖各四斤，甘草三十斤	先将甘草用白砂炒至八分黄熟，次入干姜同炒，令姜裂，再入杏仁又同炒，候杏仁不作声为度，用筛隔净，后入肉桂，一起捣为散，每次用二钱，水煎去滓，温服	温中祛暑，散寒燥湿	感受暑邪，热伏于内，又加饮冷过多，升降失常，脾胃受湿，脏腑不调。症见食少体倦，呕吐泄泻，脉沉缓，水谷不化等

生脉散

生脉麦味与人参，保肺清心治暑淫①，

气少汗多兼口渴，病危脉绝急煎斟②。

【注　释】　①淫：过多，过甚。这里所说的暑淫是指暑热太过而伤人。②斟：此处指往杯子里倒煎好的药汁。

【组　方】　麦冬、人参各五分，五味子七粒。

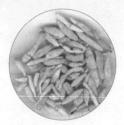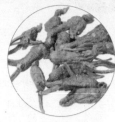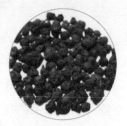

【方　解】　生脉散出自李东垣的《内外伤辨惑论》，用于治疗温热、暑热耗气伤津证。方中人参甘温，益元气，补肺气，生津液，是为君药。麦冬甘寒养阴清热，润肺生津，用以为臣。人参、麦冬合用，则益气养阴之功益彰。五味子酸温，敛肺止汗，生津止渴，为佐药。三药合用，一补一润一敛，益气养阴，生津止渴，敛阴止汗，使气复津生，汗止阴存，气充脉复。

【煎服方法】　上述三味药水煎服。

【功效主治】　益气生津，养阴保肺。主治：①暑淫耗伤气阴。症见体倦气短，口渴多汗，脉虚细等。②久咳肺虚，气阴两伤。症见咳嗽少痰，口干舌燥，气短自汗，苔薄少津，脉虚数或虚细等。

六一散

六一①滑石同甘草，解肌行水兼清燥，

统治表里及三焦，热渴暑烦泻痢保，

益元碧玉与鸡苏，砂黛薄荷加之好。

【注　释】　①六一：本方由六份滑石，一份甘草组成，故名"六一散"。

【组　方】　滑石六两，甘草一两。

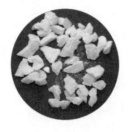 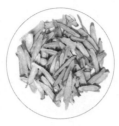

【方　解】　六一散出自《伤寒直格》，方剂由滑石、甘草组成。可清暑利湿，用于治疗暑湿证。方中滑石甘淡性寒，体滑质重，既可清解暑热，以治暑热烦渴，又可通利水道，使三焦湿热从小便而泄，以除暑湿所致的小便不利及泄泻，故用以为君。生甘草甘平偏凉，能清热泻火，益气和中，与滑石相伍，一可甘寒生津，使利小便而津液不伤；二可防滑石之寒滑重坠以伐胃，为臣药。二药合用，清暑利湿，能使三焦暑湿之邪从下焦渗泄，则热、渴、淋、泻诸症可愈。

【煎服方法】　上述两味药共研细末，每次服用三钱，和蜜少许，冷水或灯心汤调服，每日服用三次。

【功效主治】　清暑利湿。主治感受暑湿。症见身热口渴，小便不利，大便泄泻等。

【附　方】

方　名	组　方	用　法	功　效	主　治
益元散（《伤寒直格》）	六一散加辰砂	灯心汤调服	清心祛暑，兼能安神	心悸怔忡，失眠多梦
碧玉散（《伤寒直格》）	六一散加青黛令如轻碧色	灯心汤调服	祛暑清热	暑湿证兼有肝胆郁热者
鸡苏散（《伤寒直格》）	六一散加薄荷叶一分	灯心汤调服	疏风祛暑	暑湿证兼见微恶风寒，头痛头胀，咳嗽

第十三章　利湿之剂

五苓散

　　五苓散治太阳腑①，白术泽泻猪茯苓，
　　膀胱化气添官桂②，利便消暑烦渴清。
　　除桂名为四苓散，无寒但渴服之灵。
　　猪苓汤除桂与术，加入阿胶滑石停，
　　此为和湿兼泻热，黄疸③便闭渴呕宁。

【注　释】①太阳腑：膀胱为太阳之腑。此指膀胱蓄水证。乃因邪入膀胱，气化不行，小便不利，致水蓄膀胱。②官桂：指肉桂，但《伤寒论》原文中所用为桂枝。③黄疸：指湿热蕴结的黄疸。

【组　方】白术十八铢，泽泻一两六铢，猪苓十八铢，茯苓十八铢，桂枝（也可用官桂）半两。

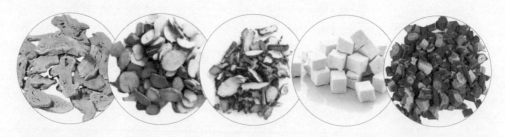

【方　解】五苓散出自张仲景的《伤寒论》，用于治疗太阳蓄水证。方中重用泽泻为君，以其甘淡，直达肾与膀胱，利水渗湿。臣以茯苓、猪苓之淡渗，增强其利水渗湿之力。佐以白术、茯苓健脾以运化水湿。佐以桂枝温阳化气以助利水，解表散邪以祛表邪，《伤寒论》示人服后当饮暖水，以助发汗，使表邪从汗而解。

【煎服方法】　上述五味药共研细末，每次用米汤调服二钱，日三次。

【功效主治】　利水渗湿，温阳化气。主治：①蓄水证。症见小便不利，头痛发热，烦渴欲饮，或水入口即吐，脉浮，舌苔白。②水湿内滞。症见水肿，泄泻，小便不利，霍乱吐泻，暑热烦渴，身重等。③痰饮。症见脐下动悸，吐涎沫而头眩，或短气而咳喘等。

【附　　方】

方　名	组　方	用　法	功　效	主　治
四苓散（《丹溪心法》）	五苓散除去桂枝	水煎服	利水渗湿	内伤饮食有湿。症见小便不利，大便溏泻，口渴等
猪苓汤（《伤寒论》）	五苓散除去桂枝、白术，加入阿胶、滑石而成。五味药各一两	水煎，分三次温服	利水清热养阴	水热互结。症见小便不利，口渴欲饮，发热或心烦不寐，或兼有咳嗽下利等。又可治小便涩痛，血淋，小腹胀满等

《小半夏加茯苓汤》

小半夏加茯苓汤，行水散痞有生姜，
加桂除夏治悸厥[①]，茯苓甘草汤名彰。

【注　　释】　①悸厥：悸，此指心下惊。即胃脘部悸动不宁。厥，指寒厥。皆因水饮停于心下所致。

【组　　方】　半夏一升，茯苓三两，生姜半斤。

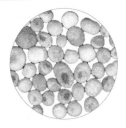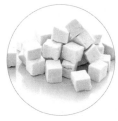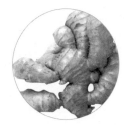

【方　解】　小半夏加茯苓汤出自张仲景的《金匮要略》。膈间停水为本方的主证。故方中用甘淡之茯苓为君，健脾渗湿行水，使膈间之水从小便而去。生姜辛温，为呕家圣药，既可辛散水饮，又和胃降逆止呕；半夏辛温，行散水湿，和胃降逆止呕。共为臣药。三药合用，使水行胃和，呕吐痞满也就自然消除。

【煎服方法】　上三味药用水煎，分二次温服。

【功效主治】　行水消痞，降逆止呕。主治膈间停水。症见突然呕吐，心下痞满，头眩心悸，口不渴等。

【附　方】

方　名	组　方	用　法	功　效	主　治
茯苓甘草汤（《伤寒论》）	茯苓、桂枝各二两，生姜三两，炙甘草一两	水煎，分三次温服	温中化饮，通阳利水	水饮停心下。症见心下悸，口不渴，四肢厥逆等

肾着汤

肾着①汤内用干姜，茯苓甘草白术囊，
伤湿身痛与腰冷，亦名甘姜苓术汤，
黄芪防己除姜茯，术甘姜枣共煎尝，
此治风水②与诸湿，身重汗出服之良。

【注　释】　①肾着：指肾着病。本方主治疗肾着病，故方名为"肾着汤"。肾着病是肾为寒湿之邪所伤，以腰重冷痛为主要见症的疾病。②风水：水肿病的一种。多由表虚不固，外受风邪侵袭，肺气失于宣降，不能通调水道，水湿停滞体内，郁于肌腠所致。症见发病急骤，发热恶风，面目四肢浮肿，身重，小便不利，苔白脉浮等。

【组　方】　甘草、白术各二两，干姜、茯苓各四两。

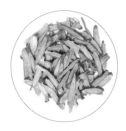 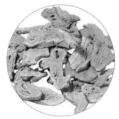 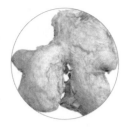 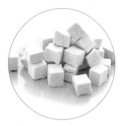

【方　　解】　肾着汤出自张仲景的《金匮要略》。腰重冷痛为本方的主证。故方中以辛热的干姜温脾散寒，为君药。白术甘苦温以健脾燥湿；茯苓健脾渗湿，共为臣药。使以甘草调和诸药，且又能补气健脾。四药相合，使寒去湿消，则腰重冷痛自除。

【煎服方法】　上四味药，水煎，分三次温服。

【功效主治】　温脾祛湿。主治肾着病。症见身体重痛，腰以下冷痛，腰重如带五千钱，口不渴，饮食如故，小便自利，舌淡苔白，脉沉迟或沉缓等。

【附　　方】

方　名	组　方	用　法	功　效	主　治
防己黄芪汤（《金匮要略》）	防己一两，黄芪一两一分，白术七钱半，甘草半两	上四药研为细末，每次抄五钱匕，加生姜四片，大枣一枚，水煎温服	益气祛风，健脾利水	风水或风湿。症见汗出恶风，身重，小便不利，舌淡苔白，脉浮等

舟车丸

舟车①牵牛及大黄，遂戟芫花又木香，
青皮橘皮加轻粉，燥实阳水②却相当。

【注　释】①舟车：舟即船，走水道；车走谷道。本方逐水之力极峻，服后能使水热壅实之邪，从二便畅行而出，如顺水之舟，下坡之车，故名舟车丸。②阳水：凡水肿见大便秘结，小便不利，口渴面赤，腹胀坚实，脉沉数有力等属热属实证的为阳水。

【组　方】炒黑牵牛四两，酒浸大黄二两，面裹煨甘遂、面裹煨大戟、醋炒芫花、炒青皮、橘皮各一两，木香五钱，轻粉一钱。

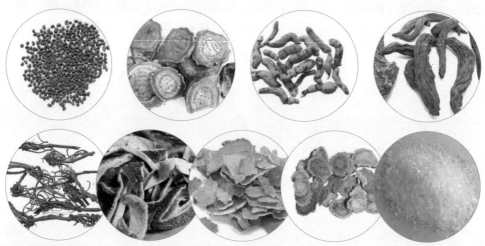

【方　解】舟车丸出自汪昂的《医方集解》引河间方。本方证乃因水热内壅，气机阻滞所致。邪实而正未虚，亦称热（燥）实阳水。这燥实阳水即为本方的主证。故方中用黑牵牛苦寒以通利二便，下气行水，为君药。大黄助君药荡涤肠胃，泻热通便；甘遂、大戟、芫花攻逐积水，共为臣药。君臣相配，使水湿从二便分消而去。青皮、橘皮、木香疏畅气机，使气行则水行；轻粉走而不守，通窍利水，协助诸药，使水湿分消下泄，共为佐药。诸药相配，共奏行气逐水消肿之功。

【煎服方法】上九味药共研细末，水泛为丸，每次服五分，早晨天明时用温开水送下，以大便下利三次为恰当。若仅一二次，且不通利，第二天早晨再服，用六七分，渐渐加到一钱，总以大便通畅下利为止。假使服后大便下利四五次，或服后因下利而致精神萎靡不振，可减到二三分。或隔一、二、三日服一次，到水肿水胀减轻为止。并忌食盐、酱 100 天。

【功效主治】 逐水消肿。主治阳水证。症见水肿水胀，口渴气粗，腹坚，大小便秘，脉沉数有力。

疏凿饮子

疏凿①槟榔及商陆，苓皮大腹同椒目，
赤豆艽羌泻木通，煎益姜皮阳水服。

【注　释】 ①疏凿：指本方能上下内外分消，其势犹如夏禹疏江凿河，使壅盛于表里之水湿迅速分消，故名疏凿饮子。

【组　方】 槟榔、商陆、茯苓皮、大腹皮、椒目、赤小豆、秦艽、羌活、泽泻、木通各等份。

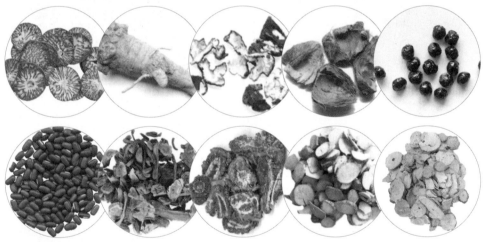

【方　解】 疏凿饮子出自严用和的《济生方》。本证多由水湿壅盛，泛溢表里所致，治疗以逐水消肿为主。方中商陆泻下逐水，通利二便；泽泻、赤小豆、椒目、木通、茯苓皮利水泻湿，消退水肿；槟榔、大腹皮行气导滞，使气畅水行；羌活、秦艽、生姜疏风发表，开泄腠理，使表之水湿从肌肤而泄。

【煎服方法】 上十味药共研细末，每次服四钱，加生姜皮水煎，去滓温服。

【功效主治】 行水退肿，疏风祛湿。主治阳水证（水湿壅盛）。症见遍身水肿，喘呼口渴，大小便秘，胸腹胀满，脉沉数。

实脾饮

实脾苓术与木瓜，甘草木香大腹加，
草豆蔻附姜兼厚朴，虚寒阴水^①效堪夸。

【注　　释】　①阴水：凡因脾肾阳虚，不能化水运湿而致的水肿，称为阴水。

【组　　方】　茯苓、白术、木瓜、木香、大腹皮、草豆蔻、炮附子、干姜、厚朴各一两，炙甘草五钱。

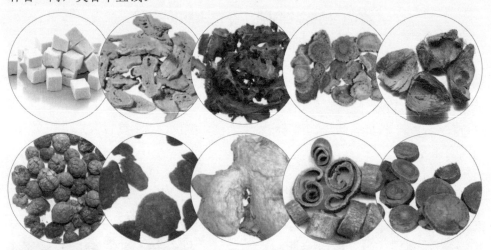

【方　　解】　实脾饮出自严用和的《济生方》。虚寒阴水即为本方的主证。胸腹胀满为次要症状。故方中以干姜温补脾阳，助脾运化水湿；附子温肾暖脾、助气化以行水，共为君药。白术健脾燥湿；茯苓健脾渗湿，使水湿从小便而去。木瓜芳香醒脾化湿，共为臣药。大腹皮下气宽中，行水消肿；木香、厚朴行气散满，使气行则水行；草豆蔻燥湿健脾，温中散寒；加生姜、大枣意在调补脾胃，助脾运化，俱为佐药。甘草调和诸药，且又补脾气，为使药。诸药相合，共奏温阳健脾，行气利水之效。

【煎服方法】　上十味药共研粗末，每次用四钱，加生姜五片，大枣一枚煎服。

【功效主治】　温阳健脾，行气利水。主治阳虚水肿（虚寒阴水）。症见身半以下肿甚，手足不温，口中不渴，胸腹胀满，大便溏薄，舌苔厚腻，脉沉迟等。

五皮饮

五皮饮用五般皮，陈茯姜桑大腹奇[1]，
或用五加易桑白，脾虚肤胀[2]此方司[3]。

【注　释】　①奇：奇数。本方由五味药组成，药味总数是单数。②肤胀：是指寒湿留滞在皮肤之内而出现肿胀的病症。症可见全身浮肿，腹部膨大，按之肿有凹陷，皮厚而色泽无异常变化等。③司：即主管。

【组　方】　陈皮、茯苓皮、生姜皮、桑白皮、大腹皮各等份。

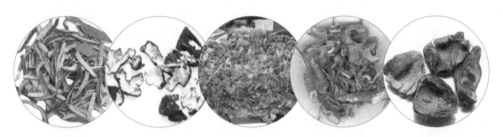

【方　解】　五皮饮出自《中藏经》，用于治疗皮水证。方中用茯苓皮淡渗利湿，行水消肿，为君药。生姜皮、大腹皮助君行水消肿，为臣药。三药相合，能去皮肤中的停水。又佐以桑白皮肃降肺气，通调水道，利水消肿；陈皮理气健脾，燥湿和胃，使气行水行。方中五药皆用其皮，则善行皮间之水气，故专治皮水。

【煎服方法】　上述五味药共为粗末，每次服用三钱，水煎，去滓后，温服。

【功效主治】　利水消肿，理气健脾。主治皮水，脾虚湿盛。症见肢体沉重，周身浮肿，上气喘急，小便不利，心腹胀满，舌苔白腻，脉沉缓等。

【附　方】

方　名	组　方	用　法	功　效	主　治
五皮饮（《麻科活人全书》）	上方去桑白皮，换五加皮	水煎服	利水消肿，理气健脾	肢体沉重，周身浮肿，心腹胀满，上气喘急，小便不利，舌苔白腻，脉沉缓等

羌活胜湿汤

羌活胜湿羌独芎，甘蔓藁本与防风，
湿气在表头腰重，发汗升阳有异功，
风能胜湿升能降，不与行水渗湿同，
若除独活芎蔓草，除湿升麻苍术充。

【组　方】　羌活、独活各一钱，川芎、炙甘草、藁本、防风各五分，蔓荆子
三分。

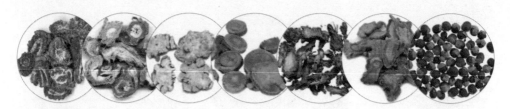

【方　解】　羌活胜湿汤出自李东垣的《内外伤辨惑论》，用于治疗风湿在
表。方中羌活、独活共为君药，二者皆为辛苦温燥之品，其辛散祛风，味苦燥
湿，性温散寒，故皆可祛风除湿、通利关节。其中羌活善祛上部风湿，独活善祛
下部风湿，两药相合，能散一身上下之风湿，通利关节而止痹痛。臣以防风、藁
本，入太阳经，祛风胜湿，且善止头痛。佐以川芎活血行气，祛风止痛；蔓荆子
祛风止痛。使以甘草调和诸药。综观全方，以辛苦温散之品为主组方，共奏祛风
胜湿之效，使客于肌表之风湿随汗而解。

【煎服方法】　上述七味药水煎服。

【功效主治】　祛风胜湿。主治湿气在表。症见头痛头重，腰脊重痛，或周身疼
痛，轻微寒热，苔白脉浮等。

【附　方】

方　名	组　方	用　法	功　效	主　治
羌活除湿汤（《内外伤辨惑论》）	羌活胜湿汤除去独活、川芎、蔓荆子、甘草，加升麻、苍术而成	水煎服	祛风除湿	一身尽痛，风湿相搏

大橘皮汤

大橘皮汤治湿热，五苓①**六一**②**二方缀**③**，**
陈皮木香槟榔增，能消水肿及泄泻。

【注　　释】　①五苓：指五苓散。②六一：指六一散。③缀：连接。

【组　　方】　赤茯苓一钱半，猪苓、泽泻、白术各一钱，肉桂半钱，滑石四钱，甘草三分，橘皮三钱，木香、槟榔各一钱。

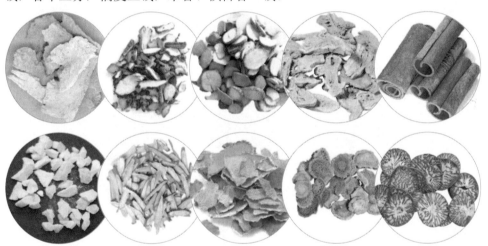

【方　　解】　大橘皮汤出自《奇效良方》，用于治疗湿热内结证水肿。湿热内攻，心腹胀满，小便不利，大便滑泻及水肿。方中重用滑石为君药，清热利湿。赤茯苓、猪苓、泽泻利水渗湿泄热，助君药清热利湿，使湿热从小便而去，共为臣药。白术健脾燥湿，脾健则可运化水湿；肉桂温阳化气，使气化水行；槟榔行气利水；橘皮、木香理气行气，使气行则水行，气行湿亦化，共为佐药。甘草调和诸药，为使药。诸药相合，可利小便而实大便，水湿从小便而去，则水肿、泄泻可消除。

【煎服方法】　上述十味药，加生姜五片，水煎服。

【功效主治】　理气行水，清热利湿。主治湿热内盛。症见心腹满胀，小便不利，大便泄泻及水肿等。

＜ 茵陈蒿汤 ＞

茵陈蒿汤治疸黄，阴阳寒热细推详，
阳黄^①大黄栀子入，阴黄^②附子与干姜，
亦有不用茵陈者，仲景柏皮栀子汤。

【注　释】①阳黄：黄疸两大类型之一。多因湿热内蕴交蒸，热不得外越，湿不得下泄，熏蒸肝胆，胆热液泄，溢于肌肤所致。②阴黄：多因寒湿内郁所致。是黄疸两大类型之一。

【组　方】茵陈六两，栀子十四枚，大黄二两。

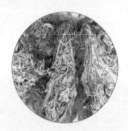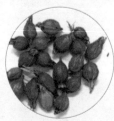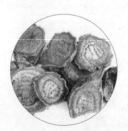

【方　解】茵陈蒿汤出自张仲景的《伤寒论》。本方为治疗湿热黄疸之常用方，《伤寒论》用其治疗瘀热发黄，《金匮要略》以其治疗谷疸。方中重用茵陈为君药，本品苦泄下降，善能清热利湿，为治黄疸要药。臣以栀子清热降火，通利三焦，助茵陈引湿热从小便而去。佐以大黄泻热逐瘀，通利大便，导瘀热从大便而下。三药合用，使湿热瘀滞下泄，小便通利，黄疸自消退。

【煎服方法】水煎，分三次服。

【功效主治】清热，利湿，退黄。主治湿热黄疸（阳黄）。症见一身面目俱黄，黄色鲜明如橘皮色，腹微满，口中渴，小便不利，舌苔黄腻，脉沉数。

【附　方】

方　名	组　方	用　法	功　效	主　治
栀子柏皮汤（《伤寒论》）	栀子十五枚，黄柏二两，炙甘草一两	水煎，分二次温服	清热利湿	伤寒身热发黄

八正散

八正①木通与车前，萹蓄大黄滑石研，
草梢瞿麦兼栀子，煎加灯草痛淋②蠲。

【注　释】　①八正：方由八味药组成，以泻膀胱之热（本证为湿热结于膀胱，故泻之），此为正治，故名八正散。②淋：病症名。通常指小便淋漓不畅、急迫、涩、痛等。

【组　方】　木通、车前子、萹蓄、大黄、滑石、甘草、瞿麦、栀子各一斤。

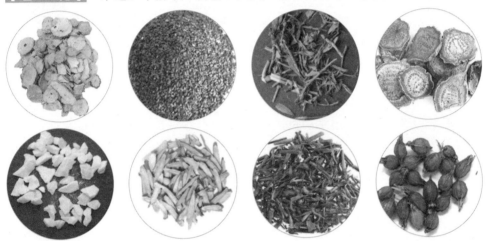

【方　解】　八正散出自《太平惠民和剂局方》，用于治疗湿热淋证。方用瞿麦利水通淋，清热凉血，木通利水降火为主；辅以萹蓄、车前子、滑石、灯心草清热利湿，利窍通淋，以栀子、大黄清热泻火，引热下行；甘草梢和药缓急，止尿道涩痛。诸药合用，共奏清热泻火，利水通淋之功。

【煎服方法】　上述八味药共研粗末为散，每次服用二钱，与灯心草同煎，去滓后，温服。

【功效主治】　利水通淋，清热泻火。主治湿热下注，血淋、热淋。症见尿频尿急，淋漓不利，小便浑赤，溺时涩痛，小腹胀急，甚者癃闭不通，咽干口燥，舌苔黄腻，脉滑数等。

萆薢分清饮

萆薢分清石菖蒲，草梢乌药益智俱，

或益茯苓盐煎服，通心固肾浊精驱，

缩泉益智同乌药，山药糊丸便数需。

【组　　方】　萆薢、石菖蒲、乌药、益智仁各一两，甘草五钱。

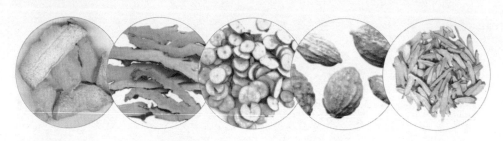

【方　　解】　萆薢分清饮出自《杨氏家藏方》，用于治疗膏淋，白浊。方中萆薢为君善于利湿，分清化浊，是治白浊之要药。益智仁温肾阳，缩小便，为臣药。乌药温肾祛寒，暖膀胱以助气化；石菖蒲芳香化浊，分利小便，共为佐药。甘草调和诸药，缓急和中为使。食盐少许，取其咸入肾经，直达病所之意。诸药合用，则共奏温暖下元，分清化浊之功。

【煎服方法】　上述五味药共研粗末，每次服用四钱，服用时加盐一捻煎服。

【功效主治】　温暖下元，利湿化浊。主治下焦虚寒之膏淋、白浊。症见小便频数，凝若膏糊，色白如米泔，舌淡苔白，脉沉等。

【附　　方】

方　名	组　方	用　法	功　效	主　治
缩泉丸（《妇人良方》）	益智仁、乌药各等份	二药研为细末，再用酒煮山药成糊，和成丸药，如梧桐子大，每次服七十丸，用盐酒或米汤送下	利水消肿，理气健脾	下元虚冷。症见小便频数，及小儿遗尿

当归拈痛汤

当归拈痛羌防升，猪泽茵陈芩葛朋[①]，
二术苦参知母草，疮疡湿热服皆应。

【注　　释】　①朋：共同，一齐。

【组　　方】　当归、防风、猪苓、泽泻、知母各三钱，黄芩一钱，羌活、茵
陈、炙甘草各五钱，升麻、葛根、苍术、苦参、人参各二钱，白术一钱五分。

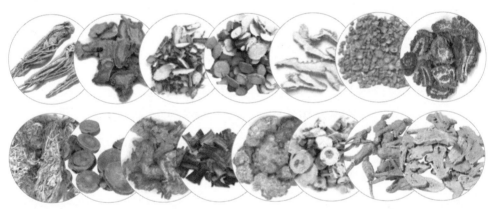

【方　　解】　当归拈痛汤出自李东垣的《兰室秘藏》，用于治疗湿热相搏，
外受风邪证。方中用羌活祛风胜湿，止周身重痛；茵陈清热利湿，共为君药。猪
苓、泽泻利小便而渗湿；知母、黄芩、苦参清热燥湿，共为臣药。佐以苍术、白
术健脾燥湿，脾健则湿邪得以运化；防风宣透关节间风湿，与升麻、葛根一起升
发脾胃清阳，以发散肌肉间风湿；当归养血活血，防苦燥渗利之品伤阴血；人参
益气健脾，扶正祛邪。甘草调和诸药为使。诸药相配，利湿清热，上下分消，使
血气通利，经脉和畅。

【煎服方法】　上述十五味药共研粗末，每次服用一两，水煎服。

【功效主治】　利湿清热，疏风止痛。主治湿热相搏。症见周身肢节疼痛，肩背
沉重，或者一身疼痛，或脚气肿痛，脚膝生疮，脓水较多，舌苔白腻微黄，脉滑
数等。

第十四章　润燥之剂

炙甘草汤

炙甘草汤参姜桂，麦冬生地火麻仁，

大枣阿胶加酒服，虚劳肺痿①效如神。

【注　释】　①虚劳肺痿：指因虚损劳伤而致阴虚肺伤，肺叶枯痿的慢性虚弱疾患。临床表现为咳唾涎沫，形瘦气短，口干舌燥，脉虚数等。

【组　方】　炙甘草四两，人参、阿胶各二两，生姜、桂枝各三两，生地黄一斤，麦冬、火麻仁各半升，大枣三十枚。

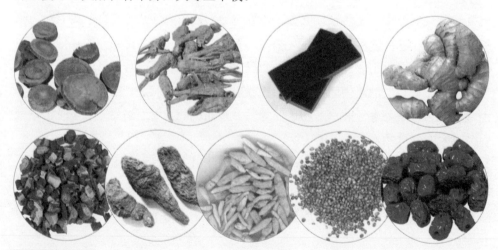

【方　解】　炙甘草汤出自张仲景的《伤寒论》。是治疗心动悸、脉结代的名方。方中重用生地黄滋阴养血为君。配伍炙甘草、人参、大枣益心气，补脾气，以资气血生化之源；阿胶、麦冬、火麻仁滋心阴，养心血，充血脉，共为臣药。

佐以桂枝、生姜辛行温通，温心阳，通血脉，诸厚味滋腻之品得姜、桂则滋而不腻。用法中加清酒煎服，以清酒辛热，可温通血脉，以行药力，是为使药。诸药合用，共奏滋阴养血，益气温阳复脉之功。

【煎服方法】 上九味药用清酒和水先煎煮八味药（留下阿胶），去滓取汁，内放阿胶烊化消尽，分三次温服。

【功效主治】 滋阴养血，益气温阳。主治：①阴血不足，阳气虚弱。症见脉结代，心动悸，虚羸少气，舌光少苔，或质干而瘦小者。②虚劳肺痿。症见咳唾涎沫，形瘦短气，虚烦不眠，自汗或盗汗，咽干口燥，大便干结，脉虚数等。

〈滋燥养营汤〉

滋燥养营①两地黄，芩甘归芍及艽防，
爪枯②肤燥③兼风秘④，火燥金伤血液亡。

【注　释】 ①滋燥养营：本方有滋阴润燥养营血之功，故名之。②爪枯：爪甲干枯。③肤燥：皮肤干燥。④风秘：病症名，由于风搏于肺脏，传于大肠，而致大肠津液干燥，大便燥结，排便艰难，称"风秘证"。

【组　方】 生地黄、熟地黄、酒炒黄芩、当归、炒芍药、秦艽各一钱，甘草、防风各五分。

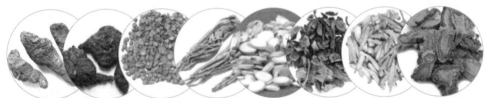

【方　解】 滋燥养营汤出自《赤水玄珠》，用于治疗血虚风燥证。方中用当归润燥为君。生地黄、熟地黄滋阴补血，润肺补肝；芍药养肝血，兼泻肝热，为臣药。由于兼有风热，所以又佐黄芩清肺热；秦艽、防风以散风（二药皆为风药中的润药），秦艽又能通络舒筋。甘草泻火调药，为佐使药。诸药相配，组成一个滋阴润燥养血，兼以清热散风之剂。

【煎服方法】 上述八味药水煎服。

【功效主治】 润燥补血。主治火灼肺金，血虚外燥。症见皮肤干燥褶纹明显，爪甲枯槁，筋脉拘挛，皮肤瘙痒，大便燥结等。

活血润燥生津饮

活血润燥生津饮，二冬熟地兼瓜蒌，
桃仁红花及归芍，利秘通幽①善泽枯。

【注　　释】　①通幽：幽，即指幽门，是胃之下口。通幽，即指胃肠滋润，大便通畅。

【组　　方】　天冬、麦冬、瓜蒌各八分，熟地黄、当归、白芍各一钱，桃仁、红花各五分。

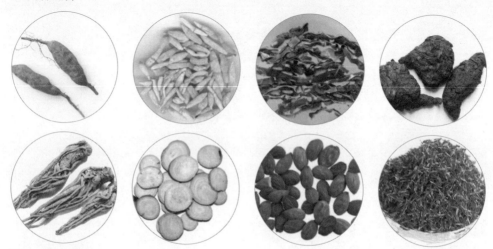

【方　　解】　活血润燥生津饮出自汪昂的《医方集解》引丹溪方。内燥血枯为本方的主证。血枯必血行不畅，易生瘀滞，故血瘀为本方的兼证。方中熟地黄、当归滋阴养血润燥，当归又活血，且润肠通便，共为君药。白芍助君益阴养血润燥；天冬、麦冬、瓜蒌滋阴润燥，兼能生津，润肠通便，共为臣药。桃仁、红花活血祛瘀，桃仁又可润肠通便，共为佐药。诸药合用，能滋阴养血，润燥生津，活血通便，对内燥血枯，皮肤枯槁的病症，有润泽之功效。

【煎服方法】　上八味药，水煎服。

【功效主治】　润燥生津，活血通便。主治内燥血枯。症见津液枯少，大便秘结，皮肤干燥，口干等。

韭汁牛乳饮

韭汁牛乳反胃[①]滋，养营散瘀润肠奇，
五汁安中姜梨藕，三般加入用随宜。

【注　释】①反胃：病症名。亦称胃反、翻胃。症见食下即痛，不久吐出，或见朝食暮吐，暮食朝吐，或一二时而吐等。

【组　方】韭菜汁、牛乳各等份。

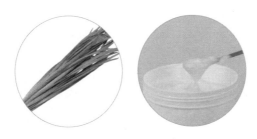

【方　解】韭汁牛乳饮出自朱丹溪的《丹溪心法》。本方证系胃脘有瘀血阻滞，瘀血不去，新血不生，瘀久血枯燥热，胃肠干燥所致。故血枯胃燥为本方的主证。有痰瘀则为本方的兼证。方中牛乳甘温，润燥养血，为君药。韭汁辛温，益胃消瘀为臣药。二药合用，使胃润得降，肠润便通，瘀血去，胃无阻，食得下。

【煎服方法】上二汁相合，时时小口地喝。有痰阻者，加入姜汁。

【功效主治】滋燥养血，散瘀润肠。主治胃脘有死血，干燥枯槁。症见食下胃脘痛，反胃便秘等。

【附　方】

方　名	组　方	用　法	功　效	主　治
五汁安中饮（《汤头歌诀》引张任候方）	本方系韭汁牛乳饮再加姜汁、梨汁、藕汁而成	少量频服	润肠通便，疏风活血	润燥养血，消瘀化痰。胃有寒痰瘀血或胃燥血枯。症见食下作痛，反胃噎膈，大便艰涩，口干咽燥，胸膈痞闷隐痛等

润肠丸

润肠①丸用归尾羌，桃仁麻仁及大黄，
或加艽防皂角子，风秘②血秘③善通肠。

【注　释】　①润肠：本方有润肠疏风，活血通便之功，故名润肠丸。②风秘：见滋燥养营汤。③血秘：即由亡血血瘀，津液不足而致大便秘结。

【组　方】　当归、羌活、大黄各五钱，桃仁、火麻仁各一两。

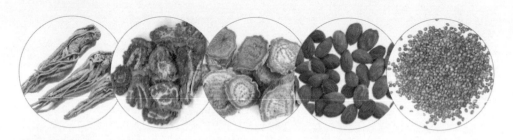

【方　解】　润肠丸出自李东垣的《脾胃论》，用于治疗风秘、血秘。方中用火麻仁润燥通便，兼能补虚，为君药。桃仁助君润肠通便，又能活血祛瘀；大黄泻肠胃伏火燥热，通便逐瘀；当归养血活血，润肠通便，共为臣药。羌活疏散风邪，为佐药。五药合用，使血和风疏，肠胃得润，大便自然通利。综观全方，可使肠润、血活、风祛、便通，而诸症自愈，是肠燥便秘之良方。

【煎服方法】　上述五味药捣研极细末，与白蜜炼和做成丸药，如梧桐子大，每次服三五十丸，白开水送下。

【功效主治】　润肠通便，疏风活血。主治风秘、血秘。症见大便燥结，不欲饮食等，以及脾胃有伏火所致便秘。

【附　方】

方　名	组　方	用　法	功　效	主　治
活血润燥丸（《兰室秘藏》）	润肠丸加防风、皂角子	捣研极细末，用白蜜炼和做成丸药，丸如梧桐子大，每次服三五十丸，白开水送下	润肠通便，疏风活血	风秘、血秘

通幽汤

通幽汤[①]中二地俱，桃仁红花归草濡[②]，

升麻升清以降浊，噎塞便秘此方需，

有加麻仁大黄者，当归润肠汤名殊。

【注　释】　①通幽汤：本方治疗幽门不通(即胃的下口)之噎塞便秘，故名通幽汤。②濡：此指濡养、滋润之意，因"血主濡之"。

【组　方】　生地黄、熟地黄各五分，桃仁研、红花、当归身、炙甘草、升麻各一钱。

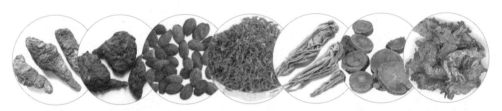

【方　解】　通幽汤出自李东垣的《脾胃论》。幽门不通上攻为本方的主证。此证多由瘀血内停幽门所致，因此，血瘀气滞为本方的兼证。方中用当归身、生地黄补血滋阴，润燥通便，为君药。熟地黄助君滋阴补血润燥；桃仁、红花活血祛瘀，润肠通便，共为臣药。升麻为阳明引经药，可引诸药入胃经，且又可散郁热，升清阳，清阳升则浊阴自降，以加强通幽通便之功，为佐药。甘草益气和中调药，为佐使之药。诸药相配，共奏养血润燥，活血通幽之功。

【煎服方法】　上七味药，水煎温服。

【功效主治】　养血润燥，活血通幽。主治幽门不通而上攻，吸门不开（吸门即会厌）。症见噎塞，气不得上下，大便艰难等。

【附　方】

方　名	组　方	功　效	主　治
当归润肠汤（《兰室秘藏》）	本方即通幽汤加麻仁、大黄而成	养血润燥，活血通幽	幽门不通而上攻，吸门不开（吸门即会厌）。症见噎塞，气不得上下，大便艰难等。润肠通便之力较通幽汤强，更适用于大肠燥热，大便秘结不通者

搜风顺气丸

搜风顺气大黄蒸，郁李麻仁山药增，
防独车前及槟枳，菟丝牛膝山茱仍，
中风风秘及气秘①，肠风下血总堪凭。

【注　释】　①气秘：即因气滞或气虚所引起的便秘。

【组　方】　大黄（九蒸九晒）五两，郁李仁、火麻仁、山药、车前子、怀牛膝、山茱萸各二两，防风、独活、槟榔、炒枳壳、菟丝子各一两。

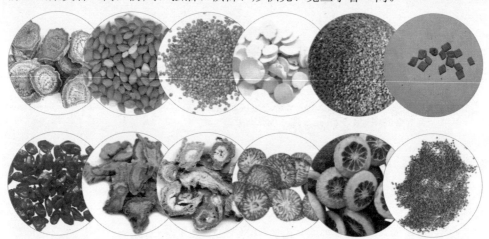

【方　解】　搜风顺气丸出自《太平圣惠方》。风热壅于大肠，津液不行，大便秘结为本方的主证。热伤血络而致肠风下血，及气血运行不畅，筋脉失养之瘫痪均为本方的兼证。周身虚痒为本方的次要症状。故方中用苦寒大黄泻燥结，清瘀热，其经九蒸九晒后则性能比较缓和；火麻仁润燥通便，二药共为君药。郁李仁助麻仁润肠通便；防风、独活搜散风邪，共为臣药。车前子利小便；枳壳、槟榔下气宽肠，破滞顺气，使大肠风热从下而去；山药补气养阴，以助润燥；山茱萸、菟丝子补益肝肾，益阴壮阳；怀牛膝补益肝肾，强壮筋骨，又可引诸药下行，共为佐药。诸药相合，共奏搜风顺气，润燥通便，补益肝肾之功。

【煎服方法】　上十二味药共研细末，和白蜜做成丸药，如梧桐子大，每次服二三十丸，清茶或温酒、米汤送下。

【功效主治】　润燥通便，搜风顺气。主治中风风秘、气秘。症见大便秘结，小便不畅，周身虚痒，脉浮数等。亦治肠风下血，中风瘫痪。

消渴方

消渴①方中花粉连，藕汁地汁牛乳研，
或加姜蜜为膏服，泻火生津益血痊。

【注　释】　①消渴：病症名。泛指以多饮、多食、多尿为主要症状的病症。又有上消、中消、下消之分。如渴而多饮为上消，是肺热；多食善饥为中消，是胃热；渴而小便多有膏为下消，是肾有虚热。

【组　方】　天花粉末、黄连末、藕汁、生地黄汁、牛乳（原书未注剂量）。

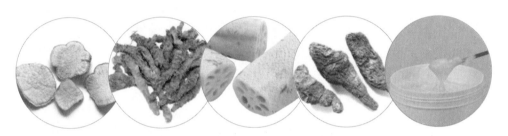

【方　解】　消渴方出自朱丹溪的《丹溪心法》。胃热消渴为本方的主证。故方中用苦寒的黄连清泻胃热，又泻心火；天花粉甘寒，生津止渴，清热润燥，共为君药。生地黄滋阴清热，尤善滋肾水；藕汁降火生津；牛乳补血润燥，共为臣药。或加入生姜汁和胃降逆，鼓舞胃气；蜂蜜清热润燥，且可调和诸药，有佐使之用。诸药合用，有泻火生津，益血润燥的作用，能使胃热消渴痊愈。

【煎服方法】　将花粉末、黄连末和入藕汁、生地黄汁、牛乳中调匀服。或再加入生姜汁、蜂蜜做成膏，噙化（即将膏含在口中）。

【功效主治】　泻火生津，益血润燥。主治胃热消渴。症见善消水谷，多食易饥，口渴欲饮等。

白茯苓丸

白茯苓丸治肾消^①，花粉黄连萆薢调，
二参熟地覆盆子，石斛蛇床脿脛^②要。

【注　释】 ①肾消：即下消。多因肾水亏竭，蒸化失常所致。症见腰脚无力，饮一溲二，溲似淋浊，如膏如油等。②脿脛：鸡脿脛，即鸡内金。

【组　方】 白茯苓、天花粉、黄连、萆薢、人参、玄参、熟地黄、覆盆子各一两，石斛、蛇床子各七钱五分，鸡脿脛（即鸡内金）三十具微炒。

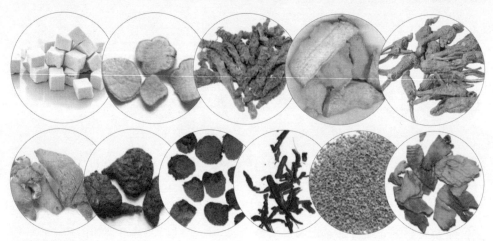

【方　解】 白茯苓丸出自《太平圣惠方》。本方证乃因胃热失治，灼伤阴津，肾阴耗伤，蒸化失常所致。故肾阴亏虚，胃有积热为本方的主证。方中熟地黄滋补肾阴；白茯苓补脾益胃，助脾健运，使阴津生化有源，且又淡渗利湿，导热从小便去，二药共为君药。玄参助熟地黄滋补肾阴，并清虚热；石斛甘寒，养胃阴，生津液，滋肾阴，清虚热；黄连、天花粉又能生津止渴，共为臣药。人参益气补脾，生津止渴；萆薢清热利湿去浊；覆盆子益肾固精缩尿；蛇床子温肾壮阳，以助气化；鸡脿脛运脾健胃，消食除热，且止小便数，共为佐药。用磁石煎汤送下，取其色黑重坠，引诸药入肾，补肾益精，有佐使之用。

【煎服方法】 上十一味药共研细末，和白蜜做成丸药，如梧桐子大，每服三十丸，用磁石煎汤送下。

【功效主治】 补肾清热，生津润燥。主治肾消。症见两腿渐细，腿脚无力，口渴多饮，小便频数，尿浑如膏脂，味甘等。

猪肾荠苨汤

猪肾荠苨①参茯神，知芩葛草石膏因，
磁石天花同黑豆，强中②消渴此方珍。

【注　释】　①荠苨：即甜桔梗，又名杏叶沙参。②强中：指阴茎挺举，不交
精自流出。

【组　方】　猪肾一具，荠苨、石膏各三两，人参、茯神、知母、黄芩、葛
根、甘草、磁石、天花粉各二两，黑大豆一升。

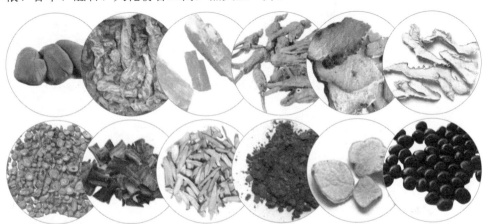

【方　解】　猪肾荠苨汤出自孙思邈的《备急千金要方》。本方证多因久服
壮阳的金石药，热毒积在肾中，消灼肾阴所致。故肾阴耗伤，热毒蕴积为本方的
主证。方中用猪肾、黑大豆补肾益阴；荠苨甘寒，解毒生津大豆相配，能解金石
药的热毒，三药共为君药。葛根、天花粉清热生津止渴；磁石补肾益精潜阳；石
膏、黄芩、知母清热泻火，知母又能滋阴润燥，共为臣药。人参、茯神、甘草益
气健脾，使肾阴生化有源。共为佐药。甘草又调和诸药，为使药之用。诸药相
配，有补肾生津，解毒泻火之功。

【煎服方法】　上十二味药，用水先煮猪肾、黑大豆取汁，用汁煎诸药，分三
次服。

【功效主治】　补肾生津，泻火解毒。主治肾消强中。症见小便频数，唇焦口
渴，多饮，并见强中，或发痈疽等。

地黄饮子

地黄饮子参芪草，二地二冬枇斛参，
泽泻枳实疏二腑①，躁烦消渴血枯含。

【注　释】 ①二腑：即指大肠和膀胱二腑。

【组　方】 人参、黄芪、炙甘草、生地黄、熟地黄、天冬、麦冬、枇杷叶、石斛、泽泻、枳实各等份。

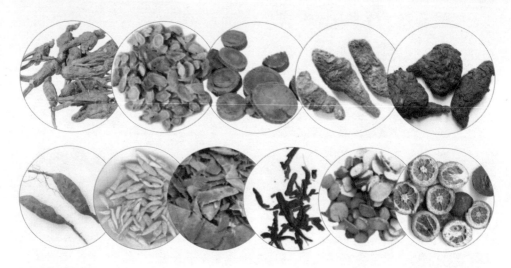

【方　解】 地黄饮子出自王贶的《易简方》。本方消渴乃因阴虚血枯有火所致。故阴虚有火、血枯为本方的主证。方中生地黄、熟地黄滋阴养血以润燥，生地黄又可清热，共为君药。天冬、麦冬、石斛滋养肾胃之阴，且又清热，共为臣药。人参、黄芪、炙甘草益气补脾，使阴血生化有源，补气以生血，气旺能生水；枇杷叶清降肺胃之热；泽泻疏利膀胱；枳实疏利大肠，使火热从下而去。诸药合用，使阴血得补，内热得清，则烦躁消渴可除。

【煎服方法】 上十一味药共研粗末，每次用三钱，水煎服。或作汤剂，水煎服。

【功效主治】 滋阴补血，除烦止渴。主治消渴证。症见咽干口渴，多饮，烦躁，面赤，小便频数量多等。

酥蜜膏酒

酥①蜜膏酒用饴糖，二汁百部及生姜，
杏枣补脾兼润肺，声嘶②气惫酒喝尝。

【注　释】 ①酥：指牛羊奶乳所熬之油，有润燥调营的作用。②声嘶：即声音哑。

【组　方】 酥、白蜜、饴糖、百部汁、生姜汁、杏仁研、枣肉各一升。

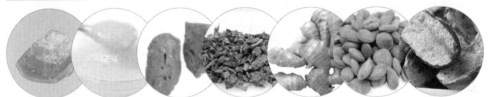

【方　解】 酥蜜膏酒出自孙思邈的《备急千金要方》。本方证乃因脾肺气虚，肺阴不足，肺失清肃所致。故肺燥阴不足为本方的主证。脾气虚为本方的兼证。所以方中以酥、蜜为君药，补脾润肺燥。百部、杏仁润肺止咳，宣利肺气；饴糖润肺止咳，补脾益气，使气阴生化有源，共为臣药。姜汁、大枣调补脾胃，以培土生金，生姜汁且又散寒化痰饮，使润肺补脾不敛邪，合为佐药。诸药合用，使肺气阴得补，肺得濡润，宣降正常，则声嘶气惫可治愈。用酒辛散温行，能助药力上行于胸膈之间，又使滋补不腻。

【煎服方法】 上药用微火缓缓煎熬如膏，每次用酒细细咽下方寸匕（一汤匙）。

【功效主治】 补脾润肺。主治阴虚肺燥，气乏声嘶。症见气短乏力，声音嘶哑，咽喉干燥，或见咳喘，吐涎沫等。

清燥汤

清燥二术与黄芪，参苓连柏草陈皮，
猪泽升柴五味曲，麦冬归地痿①方推。

【注　释】 ①痿：以四肢软弱无力为主症，尤其以下肢痿软瘫痪，足不能行为多见，故亦称"痿痹"。

【组　　方】 苍术一钱，白术五分，黄芪一钱半，人参、白茯苓、升麻各三分，黄连、黄柏、柴胡各一分，炙甘草、猪苓、神曲、麦冬、当归身、生地黄各二分，陈皮、泽泻各五分，五味子九粒。

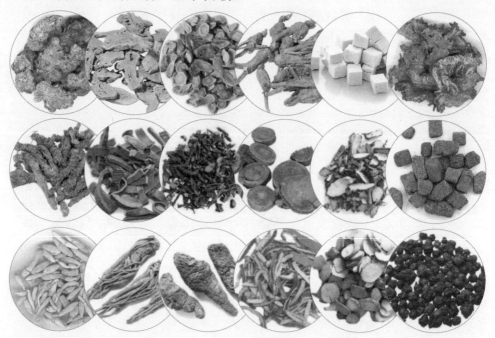

【方　　解】 清燥汤出自李东垣的《脾胃论》，用于治疗湿热所致的痿证。方中麦冬甘寒，滋养肺胃之阴，兼清肺热；黄芪补脾气益肺气，以补土生金，金能生水，共为君药。生地黄、当归滋阴养血，以补肝肾；五味子益气生津保肺，又能下滋肾水；黄连、黄柏清热燥湿；人参大补元气，益脾肺，以资生化之源，共为臣药。苍术、白术健脾燥湿，以助脾运；茯苓、猪苓、泽泻利湿清热，导湿热之邪从小便去；升麻、柴胡以升清气，清阳升则湿浊降，兼可清热；陈皮理气健脾燥湿；神曲消食化滞，共为佐药。炙甘草补中调药为使药。方中诸药相配，清热燥湿，益气养阴，标本兼顾，诸症自愈。

【煎服方法】 上述十八味药共研粗末，每次服用五钱，水煎服。

【功效主治】 清肺润燥，健脾逐湿。主治肺脏受湿热之邪。症见痿躄喘促，色白毛败，头眩身重，胸满少食，口渴便秘等。

第十五章　泻火之剂

〈 黄连解毒汤 〉

黄连解毒汤四味，黄柏黄芩栀子备，

躁狂大热呕不眠，吐衄①斑黄②均可使，

若云三黄石膏汤，再加麻黄及淡豉，

此为伤寒温毒盛，三焦表里相兼治，

栀子金花加大黄，润肠泻热真堪倚③。

【注　释】　①吐衄：吐，即吐血。衄，即鼻孔出血。②斑黄：斑，即发斑，指血溢肌肤形成的瘀斑。黄，即黄疸。③倚：即倚重。

【组　方】　黄连三两，黄芩、黄柏各二两，栀子十四枚。

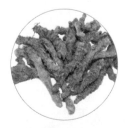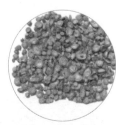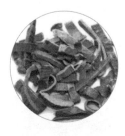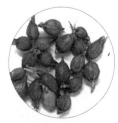

【方　解】　黄连解毒汤出自孙思邈的《备急千金要方》，用于治疗三焦实热火毒证。方中黄连清泻心火，兼泻中焦之火，为君药。黄芩泻上焦之火，为臣药。黄柏泻下焦之火；栀子泻三焦之火，导热下行，引邪热从小便而出，二者为佐药。方中诸药相配，上下之火皆消，内外兼顾，又因方剂以黄连为主药，故名"黄连解毒汤"。

【煎服方法】 水煎服。

【功效主治】 泻火解毒。主治实热火毒，三焦热盛。症见大热烦躁，口燥咽干，失眠；或热病吐血，衄血；或热甚发斑，身热下利，湿热黄疸；外科痈疽疔毒；舌红苔黄，小便黄赤，脉数有力。

【附　　方】

方　名	组　方	用　法	功　效	主　治
三黄石膏汤（《伤寒六书》）	黄连三两，黄柏、黄芩各二两，栀子二两，麻黄、淡豆豉各一两	水煎服	清热解毒，解表透邪	伤寒温毒盛
栀子金花丸（《医方集解》）	黄连三两，黄柏、黄芩各二两，栀子十四枚	与大黄共研细末做成水丸，每次服二钱	三焦实热，大便不利	泻热润肠通便

附子泻心汤

附子泻心用三黄，寒加热药以维阳[1]，
痞[2]乃热邪寒药治，恶寒加附治相当，
大黄附子汤同意，温药下之妙异常。

【注　释】 ①维阳：维，维系。维阳当解为助阳。②痞：痞塞不通。

【组　方】 大黄二两，黄连、黄芩、附子各一两。

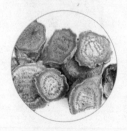 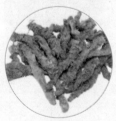 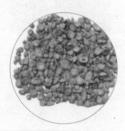 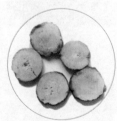

【方　解】 附子泻心汤出自张仲景的《伤寒论》。方中重用防风，配以藿香升阳散郁，然后用石膏以清之，栀子以泻之，更用甘草益气和中，使伏火去而脾胃不伤。用蜜酒调制，皆有缓调中上二焦、泻脾而不伤脾之意。方中大黄清泄脾胃无形邪热。黄连、黄芩，以增强清脾泄胃，尤其是麻沸汤浸渍，取其气清轻上扬，避免性味重浊泻下。附子久煎别煮取汁，以温肾壮阳，顾护卫气。本方寒热并用，各奏其功。

【煎服方法】　水煎服，附子另煎。

【功效主治】　泻热除痞，助阳固表。主治热痞兼表阳虚。症见心下痞塞不通，按之柔软不痛，心下或胸中烦热，口渴，而后恶寒汗出，苔黄，关脉浮盛。

【附　　方】

方　名	组　方	用　法	功　效	主　治
大黄附子汤（《金匮要略》）	大黄三两，附子二两，细辛一两	水煎服	温里散寒，通便止痛	寒积实证。症见腹痛便秘，胁下偏痛，发热，手足厥逆，脉紧弦

半夏泻心汤

半夏泻心黄连芩，干姜甘草与人参，
大枣和①之治虚痞②，法在降阳而和阴③。

【注　释】　①和：调和，即调和诸药。②虚痞：病症名。指无物无滞的痞证。多由饮食伤中，劳倦过度，或脏腑阴阳亏损，气机斡旋无力所致。③降阳而和阴：和，和谐，使阴阳升降相和谐，上下相交通。

【组　方】　半夏三两，黄连一两，黄芩、干姜、炙甘草、人参各二两，大枣四枚。

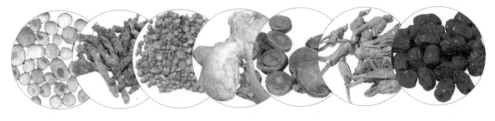

【方　解】　半夏泻心汤出自张仲景的《伤寒论》，方中以辛温之半夏为君，散结除痞，又善降逆止呕。臣以干姜之辛热以温中散寒，黄芩、黄连之苦寒以泄热开痞。以上四味相伍，具有寒热平调、辛开苦降之用。然寒热错杂，又缘于中虚失运，故方中又以人参、大枣甘温益气，以补脾虚，为佐药。使以甘草补脾和中而调诸药。方中诸药相配，辛开苦降，补泻兼施，寒热并用，以半夏为主药，主治心下痞，故名"半夏泻心汤"。

【煎服方法】　水煎，分三次服。

【功效主治】　泻热散痞，健脾益气。主治胸闷痞满，饮食不下，发热而呕。

白虎汤

白虎汤用石膏煨，知母甘草粳米陪，
亦有加入人参者，燥烦热渴舌生苔。

【组　方】　石膏一斤，知母六两，炙甘草二两，粳米六合。

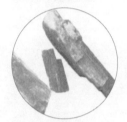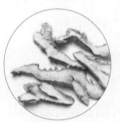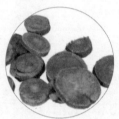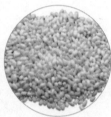

【方　解】　白虎汤出自张仲景的《伤寒论》。本方原为阳明经证的主方，后为治疗气分热盛的代表方。方中石膏辛甘大寒，入肺胃二经，功善清解，透热出表，以除阳明气分之热，故为君药；知母苦寒质润，一助石膏清肺胃热，一滋阴润燥。佐以粳米、炙甘草益胃生津。

【煎服方法】　水煎服。

【功效主治】　清热生津。主治阳明气分热盛。症见壮热面赤，烦渴引饮，大汗恶热，苔黄，脉洪大有力，或滑数。

【附　方】

方　名	组　方	用　法	功　效	主　治
白虎加人参汤（《伤寒论》）	石膏一斤，知母六两，炙甘草二两，粳米六合，人参三两	水煎服	清热，益气生津	阳明气分热盛，但汗多而脉大无力，气津两伤之证；及暑病气津两伤，症见汗出背微恶寒，身热而渴等

竹叶石膏汤

竹叶石膏汤人参，麦冬半夏竹叶灵，
甘草生姜兼粳米，暑烦热渴脉虚寻。

【组　方】竹叶二把，石膏一斤，制半夏半升，麦冬一升，人参、甘草各二两，粳米半升。

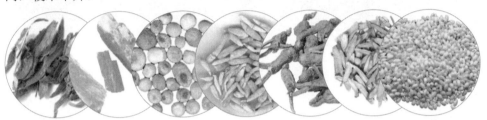

【方　解】竹叶石膏汤出自张仲景的《伤寒论》。本证多由热病后期、余热未清、气津两伤，胃气不和所致。方中竹叶、石膏清透气分余热，除烦止呕为君药。人参配麦冬，补气养阴生津，为臣药。半夏和胃降逆止呕，为佐药。甘草、粳米和脾养胃，为使药。

【煎服方法】水煎服。

【功效主治】清热生津，益气和胃。主治伤寒、温病、暑病之后，余热未清，气津两伤。症见身热多汗，心胸烦闷，气逆欲呕，口干喜饮，或虚烦不寐，虚羸少气，脉虚数，舌红苔少。

升阳散火汤

升阳散火葛升柴，羌独防风参芍侪①，
生炙二草加姜枣，阳经火郁发之佳。

【注　释】①侪（chái）：同辈。

【组　方】葛根、升麻、羌活、独活、人参、白芍各五钱，柴胡八钱，生甘草二钱，炙甘草三钱，防风二钱半。

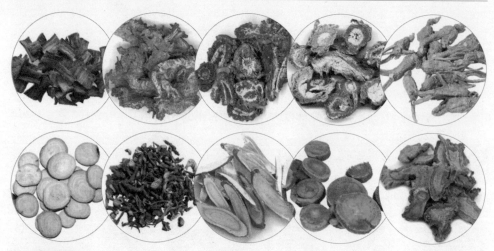

【方　解】　升阳散火汤出自李东垣的《脾胃论》。阳经火郁为本方主证。方用柴胡以散少阳之火为君。臣以升麻、葛根发散阳明之火，羌活、防风发散太阳之火，独活发散少阴之火。均为味薄气轻，上行升散之药，使三焦舒畅，阳气升腾，火郁得解。佐以人参、甘草益气健脾，白芍敛阴清热，姜、枣调和脾胃，酸敛甘缓，散中有收。

【煎服方法】　加生姜、大枣，水煎服。

【功效主治】　升脾胃阳气，散中焦郁火。主治胃虚过食冷物，抑遏阳气，火郁脾土。症见四肢发热，肌热，骨髓中热，热如火燎，扪之烙手。

凉膈散

凉膈硝黄栀子翘，黄芩甘草薄荷饶[1]，
竹叶蜜煎疗膈[2]上，中焦燥实服之消。

【注　释】　①饶：另外添加。②膈：横膈膜，此指胸膈。

【组　方】　芒硝、大黄、炙甘草各二十两，黄芩、薄荷、栀子各十两，连翘四十两。

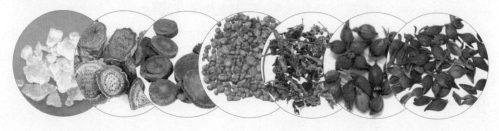

【方　解】 凉膈散出自《太平惠民和剂局方》，用于治疗上中二焦热邪炽盛。方中诸药相配，清上泻下，上焦之热从外而清，中焦之实由下而泄。

【煎服方法】 加竹叶七片、白蜜少许，水煎服。

【功效主治】 泻火通便。主治上中二焦热邪炽盛。症见烦躁口干，口舌生疮，面赤唇干，咽痛吐衄，胸膈烦热，便秘溲赤，舌红，苔黄，脉数；小儿急惊，痘疮黑陷等。

〈清心莲子饮〉

清心莲子石莲参，地骨柴胡赤茯苓，
芪草麦冬车前子，躁烦消渴及崩淋。

【组　方】 石莲子、人参、赤茯苓、炙黄芪各七钱半，地骨皮、柴胡、炙甘草、麦冬、车前子各五钱。

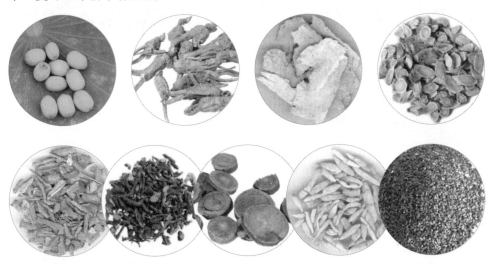

【方　解】 清心莲子饮出自《太平惠民和剂局方》。气阳不足为本方主证。心肾不交为虚火内动，膀胱复有湿热为本方兼证。方用人参、黄芪、甘草补益阳气而泻虚火，助气化为君。臣以地骨皮清肝肾虚热，佐以柴胡散肝胆相火，黄芩、麦冬清心肺之火，茯苓、车前子利下焦湿热，石莲子清心火，而交心肾。合方虚实兼顾，使气阴恢复，心火清宁，心肾交通，湿热分清，诸症自除。

【煎服方法】 水煎服。

【功效主治】 益气阴，清心火，止淋浊。主治心火偏旺，气阴两虚，湿热下注。症见遗精淋浊，血崩带下，遇劳则发；肾阴不足，则口舌干燥，烦躁发热。

甘露饮

甘露两地与茵陈，芩枳枇杷石斛伦，

甘草二冬平胃热，桂苓犀角可加均。

【组　　方】 生地黄、熟地黄、茵陈、黄芩、枳壳、石斛、枇杷叶、炙甘草、天冬、麦冬各等份。

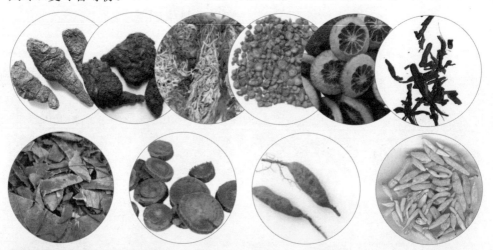

【方　　解】 甘露饮出自《太平惠民和剂局方》。方中生地黄、熟地黄、天冬、麦冬、炙甘草、石斛治肾胃之虚热，泻而兼补。黄芩、茵陈折热而去温。火热上行为患，故又以枳壳、枇杷叶抑而降之。

【煎服方法】 水煎服。

【功效主治】 滋阴降火，清热利湿。主治胃中湿热，口臭喉疮，齿龈宣露，及吐衄血。

【附　方】

方　名	组　方	用　法	功　效	主　治
河间桂苓甘露饮（《宣明论方》）	茯苓、泽泻各一两，猪苓、白术、肉桂各五钱，滑石四两，甘草、石膏、寒水石各二两	为末，每服三钱，温汤调，新汲水亦得，生姜汤尤良	清暑解热，化气利湿	中暑受湿，引饮过多，头痛烦渴，湿热便秘
张子和桂苓甘露饮（《儒门事亲》）	河间方中去猪苓，减三石之半，加人参五钱、干葛一两、藿香五钱、木香一钱	为末，每服三钱，煎服	清热降逆，化气利水	伏暑烦渴，脉虚水逆

清胃散

清胃散用升麻连，当归生地牡丹全，
或益石膏平胃热，口疮吐衄及牙宣。

【组　方】　升麻一钱，黄连、当归、生地黄各三分，牡丹皮五分。

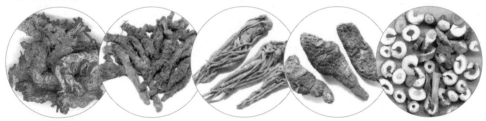

【方　解】　清胃散出自李东垣的《兰室秘藏》。本证多由胃有积热，热循足阳明经脉上攻所致，治疗以清胃凉血为主。方用苦寒之黄连，直泻胃腑之火。升麻清热解毒，升而能散。胃热则阴血亦必受损，故以生地黄凉血滋阴；牡丹皮凉血清热，皆为臣药。当归养血和血，升麻升散火毒。诸药合用，共奏清胃凉血之效。

【煎服方法】　水煎服。

【功效主治】　清胃凉血。主治胃有积热。症见牙痛牵引头痛，面颊发热，其齿恶热喜冷；或牙龈溃烂；或牙宣出血；或唇舌颊腮肿痛；口气热臭，口舌干燥，舌红苔黄，脉滑大而数。

泻黄散

泻黄甘草与防风，石膏栀子藿香充，
炒香蜜酒调和服，胃热口疮并见功。

【组　　方】 甘草三两，防风四两，石膏五钱，栀子一钱，藿香七钱。

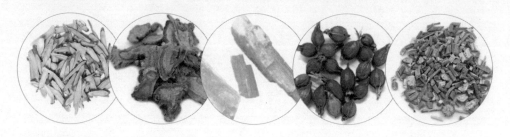

【方　　解】 泻黄散出自钱乙的《小儿药证直诀》，用于治疗脾胃伏火证。方中重用防风，配以藿香升阳散郁，然后用石膏以清之，栀子以泻之，更用甘草益气和中，使伏火去而脾胃不伤。用蜜酒调制，皆有缓调中上二焦、泻脾而不伤脾之意。综观全方，清泻与升发并用，配以醒脾和中以防泻脾所伤。方中诸药相配，清火泄热，诸症自愈。

【煎服方法】 上述各药与蜜酒微炒香，研为细末，每服一至二钱（3～6克），水一盏，煎至五分，温服清汁，不拘时服（现代用法：水煎服，用量依原方比例增减）。

【功效主治】 泻脾胃伏火。主治脾胃伏火，热在肌肉。症见口燥唇干，烦热易饥，口舌生疮，口臭，舌红脉数及脾热弄舌等。

钱乙泻黄散

钱乙泻黄升防芷，芩夏石斛同甘枳，
亦治胃热及口疮，火郁发之斯为美。

【组　　方】 升麻、防风、白芷、黄芩、枳壳各一钱半，半夏一钱，石斛一钱二分，甘草七分。

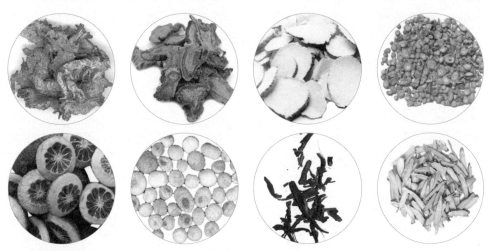

【方　　解】 钱乙泻黄散出自王肯堂的《证治准绳》。脾胃风热郁火为本方主证。方用升麻、白芷散胃经风热，防风祛风而散脾火，为君。臣以黄芩泻中上二焦之热，枳壳利中上二焦之气，石斛清热养胃，甘草泻脾火。佐以半夏、生姜调和胃气。

【煎服方法】 加生姜三片，水煎服。

【功效主治】 发散脾胃郁火。主治脾胃风热郁火。症见口唇燥裂，或生口疮。

泻白散

泻白桑皮地骨皮，甘草粳米四般宜，
参茯知芩皆可入，肺炎喘嗽此方施。

【组　　方】 桑白皮、地骨皮各一两，甘草一钱，粳米三钱。

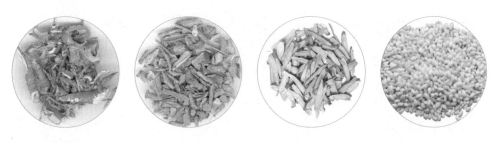

【方　　解】 泻白散出自钱乙的《小儿药证直诀》，用于治疗肺热喘咳证。方

中桑白皮甘寒性降，专入肺经，清泻肺热，平喘止咳，故以为君。地骨皮甘寒入肺，可助君药清降肺中伏火，为臣药。君臣相合，清泻肺热，以使金清气肃。炙甘草、粳米养胃和中以扶肺气，共为佐使。方中诸药相配，泻肺清热，平喘止咳，诸症自愈。

【煎服方法】 水煎服。

【功效主治】 泻肺清热，平喘止咳。主治肺热气塞。症见咳嗽或喘，皮肤蒸热，日晡尤盛，舌红苔黄，脉细数。

【附　方】

方　名	组　方	用　法	功　效	主　治
加减泻白散（《医学发明》）	桑白皮一两，地骨皮七钱，甘草、陈皮、青皮、五味子、人参各五钱，茯苓三钱	水煎服	泻肺清热，平喘止咳，益胃止呕	肺热咳嗽，喘急呕吐
加减泻白散（《卫生宝鉴》）	桑白皮一两，知母、陈皮、桔梗、地骨皮各五钱，青皮、甘草、黄芩各三钱	水煎服	泻肺清热，平喘止咳，行气利膈	咳嗽气喘，烦热口渴，胸膈不利

泻青丸

泻青丸用龙胆栀，下行泻火大黄资，
羌防升上芎归润，火郁肝经用此宜。

【组　方】 龙胆草、栀子、大黄、羌活、防风、当归、川芎各等份。

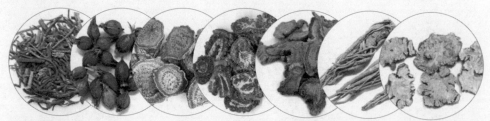

【方　解】 泻青丸出自钱乙的《小儿药证直诀》。肝火郁结为本方主证。方中龙胆大苦大寒，直泻肝火为主药；配大黄、栀子、竹叶引导肝经实火从二便下行；肝火炽盛每易耗伤阴血，故用当归、川芎养血；肝有郁火，单持清肝泻火一法，其火难平，故配羌活、防风升散之品，以疏肝经郁火。蜂蜜、砂糖调和诸药。诸药合用，共奏清肝泻火、养肝散瘀之效。

【煎服方法】　为末，和蜜为丸，每服三钱，小儿酌减，竹叶煎汤同砂糖化下；或水煎服。

【功效主治】　清肝泻火。主治肝火郁结。症见不能安卧，烦躁易怒，目赤肿痛，尿赤便秘，脉洪实；及小儿急惊，热盛抽搐。

〈 龙胆泻肝汤 〉

龙胆泻肝栀芩柴，生地车前泽泻偕，
木通甘草当归合，肝经湿热力能排。

【组　　方】　龙胆草、生地黄、车前子各三钱，栀子、黄芩、柴胡、泽泻、当归各二钱，木通、甘草各一钱。

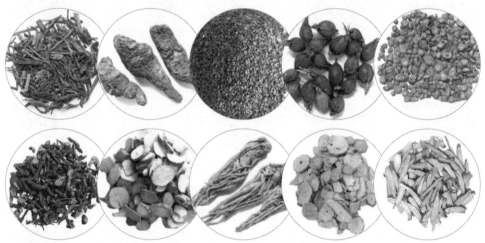

【方　　解】　龙胆泻肝汤出自汪昂的《医方集解》。本证多由肝胆实火上炎，肝胆湿热下注所致，治疗以清泻肝胆实火，清利肝经湿热为主。方中龙胆草大苦大寒，既能清利肝胆实火，又能清利肝经湿热，故为君药。黄芩、栀子苦寒泻火，燥湿清热，共为臣药。泽泻、木通、车前子渗湿泄热，导热下行；实火所伤，损伤阴血，当归、生地黄养血滋阴，邪去而不伤阴血，共为佐药。柴胡舒畅肝经之气，引诸药归肝经；甘草调和诸药，共为佐使药。

【煎服方法】 水煎服。

【功效主治】 泻肝胆实火，清下焦湿热。主治肝胆实火上扰，头痛目赤，胁痛口苦，耳聋耳肿；湿热下注，阴肿阴痒，筋痿阴汗，小便淋浊，妇女湿热带下。

当归龙荟丸

当归龙荟用四黄，龙胆芦荟木麝香，
黑栀青黛姜汤下，一切肝火尽能攘[①]。

【注　释】 ①攘：排除，抵御。

【组　方】 当归、龙胆草、黄连、黄柏、黄芩、栀子各一两，大黄、芦荟、青黛各半两，木香一分，麝香半钱。

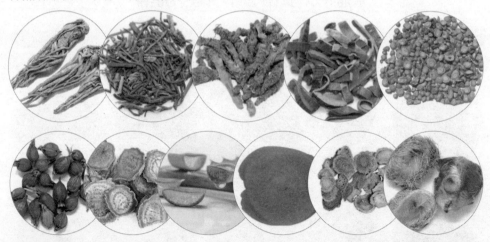

【方　解】 当归龙荟丸出自刘河间的《宣明论方》。肝胆实火为本方主证。方以龙胆草、青黛、芦荟直入肝经而泻火为君。臣以大黄、黄连、黄柏、黄芩、栀子通泻上中下三焦之火。佐以木香、麝香走窜通窍以调气，使诸药清热泻火力更迅猛；当归和血补肝防苦寒太过为制。诸药配合成方，共奏泻肝火，通大便之功。

【煎服方法】 共研细末，白蜜和丸如小豆大，每服二十丸，生姜汤送下。

【功效主治】 清热泻肝，攻下行滞。主治肝胆实火之头痛面赤，目赤目肿，胸胁胀痛，便秘尿赤，形体壮实，脉象弦劲，躁扰不安，甚或抽搐。

左金丸

左金①茱连六一②丸，肝经火郁吐吞酸，

再加芍药名戊己，热泻热痢服之安，

连附六一治胃痛，寒因热用理一般。

【注　释】　①左金：指据"实则泻其子"而制方，心火为肝木之子，黄连泻心火，则不刑肺金，金旺则能制木。②六一。指二药用量比例为6∶1。

【组　方】　黄连六两，吴茱萸一两。

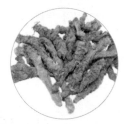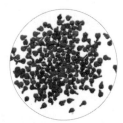

【方　解】　左金丸出自朱丹溪的《丹溪心法》。本方证是由肝郁化火，横逆犯胃，肝胃不和所致。方中重用黄连为君，清泻肝火，使肝火得清，自不横逆犯胃；黄连亦善清泻胃热，胃火降则其气自和，一药而两清肝胃，标本兼顾。然气郁化火之证，纯用大苦大寒既恐郁结不开，又虑折伤中阳，故又少佐辛热之吴茱萸，一者疏肝解郁，以使肝气条达，郁结得开；一者反佐以制黄连之寒，使泻火而无凉遏之弊；一者取其下气之用，以和胃降逆；一者可引领黄连入肝经。如此一味而功兼四用，以为佐使。二药合用，共收清泻肝火，降逆止呕之效。

【煎服方法】　研细末，水泛成丸，每服五分至一钱；或水煎服。

【功效主治】　清泻肝火，降逆止呕。主治肝经火旺，肝火犯胃。症见胁肋胀痛，嘈杂吞酸，呕吐口苦，脘痞嗳气，舌红苔黄，脉弦数。

【附　方】

方　名	组　方	用　法	功　效	主　治
戊己丸（《太平惠民和剂局方》）	黄连、吴茱萸、芍药各五两	研末为丸	疏肝和脾	肝脾不和。症见胃痛吞酸，腹痛泄泻，热泻、热痢等

续表

方 名	组 方	用 法	功 效	主 治
连附六一汤（《医学正传》）	黄连六钱，附子一钱	加姜、枣，水煎服	清泻肝火	肝火太盛，胃脘痛，呕吐酸水

导赤散

导赤生地与木通，草梢竹叶四般攻，
口糜淋痛小肠火，引热同归小便中。

【组　方】 生地黄、木通、甘草梢各等份。

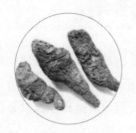 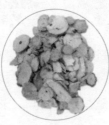 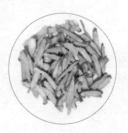

【方　解】 导赤散出自钱乙的《小儿药证直诀》。本证多由心经热盛移于小肠所致，治疗以清心养阴，利水通淋为主。方中生地黄甘寒，凉血滋阴降火；木通苦寒，入心与小肠经，上清心经之火，下导小肠之热，两药相配，滋阴制火，利水通淋，共为君药。竹叶甘淡，清心除烦，淡渗利窍，导心火下行，为臣药。生甘草梢清热解毒，尚可直达茎中而止痛，并能调和诸药，还可防木通、生地黄之寒凉伤胃，为方中佐使。

【煎服方法】 加竹叶适量，水煎服。

【功效主治】 清心凉血，利水通淋。主治心经热盛。症见心胸烦热，口渴面赤，意欲饮冷，及口舌生疮，或心热下移小肠，小溲赤涩刺痛。

清骨散

清骨散君银柴胡，胡连秦艽鳖甲符，
地骨青蒿知母草，骨蒸劳热保无虞①。

【注　释】　①虞：作忧字讲。"保无虞"，即保无忧。

【组　方】　银柴胡一钱半，胡黄连、秦艽、炙鳖甲、地骨皮、青蒿、知母各
一钱，炙甘草五分。

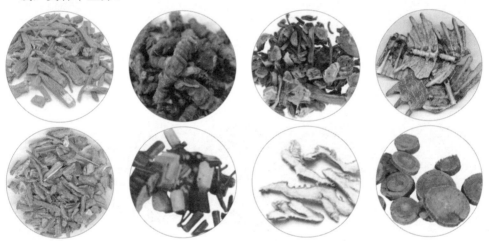

【方　解】　清骨散出自王肯堂的《证治准绳》。本证多由肝肾阴亏，虚火
内扰所致，治疗以清虚热，退骨蒸为主。方用银柴胡甘微寒，善退虚热而无苦泄
之弊，为君药。知母滋阴润燥，泻肺肾虚火；胡黄连清血分之热；地骨皮清泄肺
热，除有汗骨蒸；青蒿、秦艽善透伏热，使从外解；诸药配合内清外透，共为臣
药。佐鳖甲滋阴潜阳，并引诸药入阴分。少用甘草调和诸药为使。

【煎服方法】　水煎服。

【功效主治】　清虚热，退骨蒸。主治虚劳骨蒸，或低热日久不退。症见唇红颧
赤，形瘦盗汗，舌红少苔，两脉细数。

普济消毒饮

普济消毒芩连鼠，玄参甘桔蓝根侣，
升柴马勃连翘陈，僵蚕薄荷为末咀，
或加人参及大黄，大头天行力能御。

【组　方】　黄芩、黄连各五钱，玄参、甘草、陈皮各二钱，板蓝根、马勃、连翘、薄荷、牛蒡子各一钱，升麻、僵蚕各七分，柴胡、桔梗各二钱。

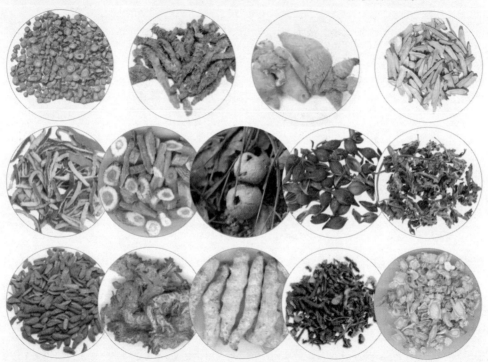

【方　解】　普济消毒饮出自李东垣的《东垣试效方》。本证多由风热疫毒之邪，壅于中焦，发于面部所致。治疗以清热解毒，疏风散邪为主。方中酒黄连、酒黄芩清热泻火，祛上焦头面热毒，为君药；牛蒡子、连翘、薄荷、僵蚕辛凉疏散头面，为臣药。玄参、马勃、板蓝根加强清热解毒；甘草、桔梗清利咽喉；陈皮理气散邪，为佐药。升麻、柴胡疏散风热、引药上行，为佐使药。

【煎服方法】　水煎服。

【功效主治】　疏风散邪，清热解毒。主治大头瘟。风热疫毒之邪，壅于上焦，发于头面，恶寒发热，头面红𤼌煊痛，目不能开，咽喉不利，舌燥口渴，舌红苔黄，脉数有力。

清震汤

清震汤治雷头风，升麻苍术两般充，
荷叶一枚升胃气，邪从上散不传中。

【组　　方】　升麻、苍术各五钱，全荷叶一片。

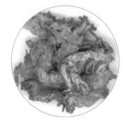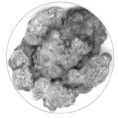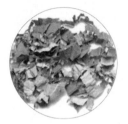

【方　　解】　清震汤出自刘河间的《素问病机气宜保命集》。风热外攻，痰火内郁为本方主证。方用升麻升清气，解百毒；苍术燥湿健脾，发汗解肌；共为君药。荷叶升胃中清气，助辛温升散之药上行而发散，并保护胃气，使邪不传里。

【煎服方法】　水煎服。

【功效主治】　升清解毒，健脾燥湿。主治雷头风。

桔梗汤

桔梗汤中用防己，桑皮贝母瓜蒌子，
甘枳当归薏杏仁，黄芪百合姜煎此，
肺痈吐脓或咽干，便秘大黄可加使。

【组　　方】　桔梗、防己、桑白皮、贝母、瓜蒌子、枳壳、当归、薏苡仁各五分，黄芪七分，杏仁、百合、甘草各三分。

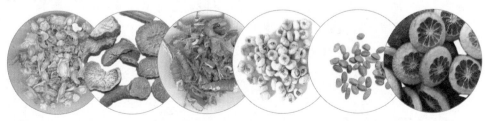

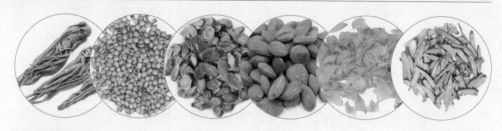

【方　解】桔梗汤出自严用和的《济生方》。肺热气壅，化腐成脓为本方主证。方用桔梗祛痰止咳，消肿排脓为君。臣以桑白皮泻肺，薏苡仁消痈，百合、瓜蒌子、贝母、杏仁润肺清火，降气除痰。佐以黄芪补肺气；当归和血；防己散肿除风，泻湿清热；枳壳利气；甘草与桔梗相配能清利咽膈；便秘可加大黄。

【煎服方法】加生姜五片，水煎服。

【功效主治】清热补肺，利气除痰，消痈排脓。主治肺痈，心胸气壅，咳嗽脓血，心神烦闷，咽干多渴，两脚肿满，小便赤黄，大便多涩。

◀ 清咽太平丸 ▶

清咽太平薄荷芎，柿霜柑橘及防风，
犀角蜜丸治膈热，早间咯血颊常红。

【组　方】薄荷一两，川芎、柿霜、甘草、防风、犀角各二两，桔梗三两。

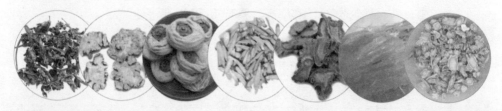

【方　解】清咽太平丸出自汪昂的《医方集解》。膈上有热，肺燥阴伤为本方主证。方用犀角清热凉血为君。臣以川芎升清散瘀而调血气；薄荷、防风消散风热；桔梗、甘草清咽利膈。佐以柿霜生津润肺。白蜜调和诸药为使，并能润燥。

【煎服方法】共研细末，和白蜜为丸如弹子大，每服一丸。

【功效主治】清热止血，清利咽喉。主治肺火咯血，咽喉不清利，两颊泛红等。

消斑青黛饮

消斑青黛栀连犀，知母玄参生地齐，

石膏柴胡人参草，便实参去大黄跻^①，

姜枣煎加一匙醋，阳邪里实此方稽^②。

【注　　释】　①跻（jī）：跻原作登字讲，此处作加字讲。②稽（jī）：作凭据讲。

【组　　方】　青黛、栀子、黄连、犀角（水牛角代）、知母、玄参、生地黄、石膏、柴胡、人参、甘草。

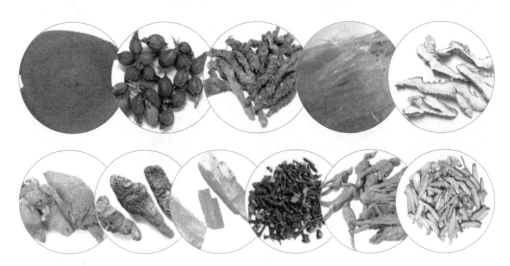

【方　　解】　消斑青黛饮出自陶节庵的《伤寒六书》。热邪入营为本方主证。方用犀角（水牛角代）清营解毒，凉血散瘀，清心安神；生地黄清营凉血，滋阴生津，共为君药。臣以石膏清胃火，青黛清肝火，黄连泻心火，栀子清三焦之火。佐以玄参、知母清热养阴；柴胡引邪透达肌表；姜枣调和营卫；人参、甘草益气和胃。斑已外见，不宜再用升散，本方在用大量寒药的同时，用一味柴胡，清透并用，免毒邪内陷，又加醋酸敛以防柴胡过散，又能引药入肝经血分为使。便实者去人参加大黄以通结泻热为佐。

【煎服方法】　加生姜一片，大枣二枚，水煎，加醋一匙服。

【功效主治】　泻火解毒，凉血化斑。主治温病或伤寒化热，邪入营分。症见身热不退，皮肤斑疹，色红而深，口渴烦躁，舌质红，苔干少液。

辛夷散

辛夷散里藁防风，白芷升麻与木通，
芎细甘草茶调服，鼻生息肉此方攻。

【组　方】辛夷、藁本、防风、白芷、升麻、木通、川芎、细辛、甘草各等份。

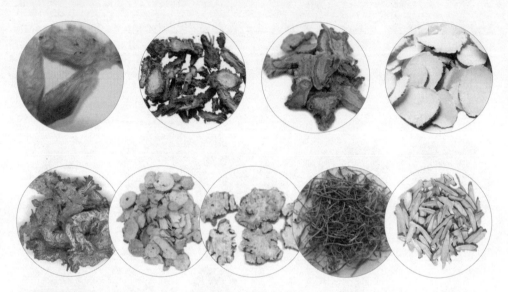

【方　解】辛夷散出自严用和的《济生方》。肺虚感风寒湿热之气为本方主证。方用辛夷、升麻、白芷引胃中清阳上行于脑为君。臣以防风、藁本上入巅顶以祛风燥湿清热；细辛散热通窍；川芎散郁而助阳气上行。以上均为上行升散，清热通窍之品，恐辛燥太过，故佐以木通泻火下行，甘草甘缓，绿茶降火，升降并用。

【煎服方法】研细末，每服三钱，清茶调下。

【功效主治】利窍升清，散热除湿。主治肺虚又感风寒湿热之气，鼻肉壅塞，涕出不止；或鼻生息肉，气息不通，不闻香臭。

苍耳散

苍耳散中用薄荷，辛夷白芷四般和，
葱茶调服疏肝肺，清升浊降鼻渊瘥①。

【注　释】　①瘥（chài）：病愈。
【组　方】　苍耳子二钱半，薄荷叶、辛夷各半两，白芷一两。

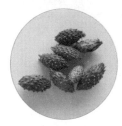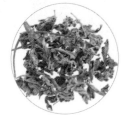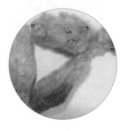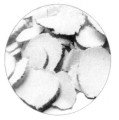

【方　解】　苍耳散出自严用和的《济生方》。风热上扰脑中，清阳不升，浊阴上逆为本方主证。方用苍耳子疏风散湿，上通脑顶；辛夷散风热，通九窍，为君。臣以白芷上行头面，祛风通窍，协辛夷通利之功；薄荷疏肝泄肺，清利头目，助苍耳上达之力。佐以葱白升阳，清茶降浊。诸药合用，具有散风邪，通鼻窍之功。

【煎服方法】　共研细末，每服二钱，葱茶调服。
【功效主治】　清热疏风，通利鼻窍。主治鼻渊，流黄浊鼻涕，鼻塞不通。

妙香散

妙香山药与参芪，柑橘二茯远志随，
少佐辰砂木香麝，惊悸郁结梦中遗。

【组　方】　山药二两，人参、黄芪、茯苓、茯神、远志各一两，甘草、辰砂（即朱砂，另研）各二钱，桔梗三钱，木香二钱半，麝香一钱。

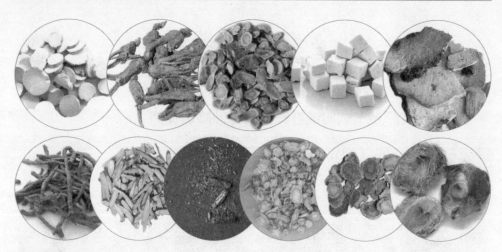

【方　　解】　妙香散出自王荆公的《杂病源流犀烛》。心气不足为本方主证。山药益阴清热，兼能涩精，故以为君；人参、黄芪所以固其气，远志、二茯所以宁其神，神宁气固，则精自守其位矣，且二茯下行利水，又以泄肾中之邪火也；桔梗清肺散滞；木香疏肝和脾；辰砂镇心安神，麝香通窍解郁，二药又能辟邪，亦所以治其邪感也；加甘草者，用于交和于中。是方不用固涩之剂，但安神正气，使精与神气相依而自固。以安神利气，故亦治惊悸郁结。

【煎服方法】　研极细末和匀，每服二钱，酒送下。

【功效主治】　安神宁志，涩精止遗。主治心气不足，志意不定，惊悸恐怖，悲忧惨戚，虚烦少睡，喜怒无常，夜多盗汗，饮食无味，头目昏眩，梦遗失精。

第十六章 除痰之剂

二陈汤

二陈汤用半夏陈，益以茯苓甘草臣，

利气调中兼去湿，一切痰饮此为珍，

导痰汤内加星枳，顽痰胶固力能驯[1]，

若加竹茹与枳实，汤名温胆可宁神，

润下丸仅陈皮草，利气祛痰妙绝伦。

【注　释】①驯：使顺服。

【组　方】半夏、橘红各五两，白茯苓三两，炙甘草一两半。

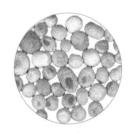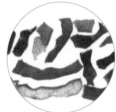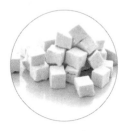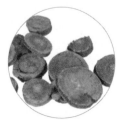

【方　解】二陈汤出自《太平惠民和剂局方》。湿痰停聚为本方主证。方中半夏辛温性燥，善能燥湿化痰，且又和胃降逆，为君药。橘红为臣，既可理气行滞，又能燥湿化痰。君臣相配，寓意有二：一为等量合用，不仅相辅相成，增强燥湿化痰之力，而且体现治痰先理气，气顺则痰消之意；二为半夏、橘红皆以陈久者良，而无过燥之弊，故方名"二陈"。此为本方燥湿化痰的基本结构。佐以茯苓健脾渗湿，渗湿以助化痰之力，健脾以杜生痰之源。鉴于橘红、茯苓是针对痰因气滞和生痰之源而设，故二药为祛痰剂中理气化痰、健脾渗湿的常用组合。

煎加生姜，既能制半夏之毒，又能协助半夏化痰降逆、和胃止呕；煎服用少许乌梅，收敛肺气，与半夏、橘红相伍，散中兼收，防其燥散伤正之虞，均为佐药。以甘草为佐使，健脾和中，调和诸药。

【煎服方法】 加生姜一钱，乌梅一个，水煎服。

【功效主治】 燥湿化痰，理气和中。主治湿痰咳嗽，痰多色白易咯，胸膈痞闷，恶心呕吐，肢体困倦，或头眩心悸，舌苔白润，脉滑。

【附　　方】

方　名	组　方	用　法	功　效	主　治
导痰汤（《妇人大全良方》）	半夏二钱，南星、枳实、茯苓、橘红各一钱，甘草五分，生姜十片	水煎服	燥湿祛痰，行气开郁	痰涎壅盛。症见胸膈痞塞，或咳嗽恶心，饮食少思，及肝风挟痰，呕不能食，头晕口干，不时吐痰，甚或痰厥
温胆汤（《三因方》）	半夏、竹茹、枳实各二两，陈皮三两，炙甘草一两，茯苓一两半	加生姜五片、枣一枚，水煎服	理气化痰，清胆和胃	胆胃不和，痰热内扰。症见虚饮不眠，或呕吐呃逆，及惊悸不宁、癫痫等
润下丸（《证治准绳》）	陈皮八两，炙甘草二两，盐五钱	共研细末，用蒸饼糊丸	利气祛痰	膈中痰饮。症见积块少食

涤痰汤

涤痰汤用半夏星，甘草橘红参茯苓，
竹茹菖蒲兼枳实，痰迷舌强服之醒。

【组　　方】 姜制半夏、胆南星各二钱半，橘红、枳实、茯苓各二钱，人参、菖蒲各一钱，竹茹七分，甘草五分。

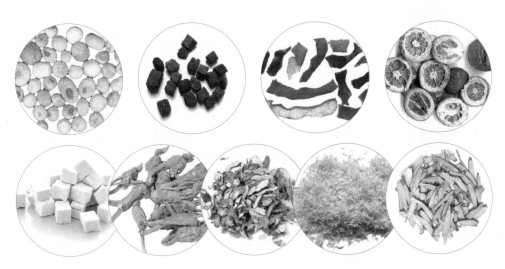

【方　解】　涤痰汤出自严用和的《济生方》。中风痰迷心窍为本方主证。方用橘红、半夏、胆南星利气燥湿而化痰为君药。臣以菖蒲开窍通心，竹茹清化热痰，枳实破痰利膈。佐以人参、茯苓、甘草补益心脾而泻火。诸药合用，使痰消火降，经络通利。

【煎服方法】　加姜、枣，水煎服。

【功效主治】　涤痰开窍。主治中风痰迷心窍，舌强不能言。

青州白丸子

青州白丸星夏并，白附川乌俱用生，
晒露糊丸姜薄引，风痰瘫痪小儿惊。

【组　方】　生天南星三两，生半夏七两，生白附子二两，生川乌半两。

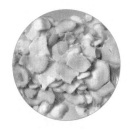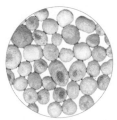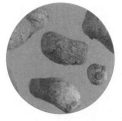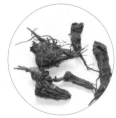

【方　解】　青州白丸子出自《太平惠民和剂局方》。风痰壅盛为本方主证。方中半夏、南星燥湿散寒，祛风逐痰为君。臣以川乌、白附子温经逐风。四药浸而晒之用沉淀，是杀生药之毒，化刚为柔；半夏与乌头相反，是取其相反相成。全方借星附之醒豁，乌半之冲激，可以奋起一身机能。生姜、薄荷和胃利清窍为佐药。

【煎服方法】　研极细末，盛绢袋中，用井水摆出粉，手搓以尽为度，将药置瓷盆中，日晒夜露，每日换清水搅之，春五日，夏三日，秋七日，冬十日，晒干，糯米糊丸如绿豆大。初服五丸，加至十五丸，姜汤下。瘫痪每服二十丸，温酒下。小儿惊风每服二三丸，薄荷汤下。

【功效主治】　燥湿散寒，祛风化痰。主治风痰壅盛。症见呕吐涎沫，半身不遂，口眼㖞斜，手足瘫痪，及小儿惊风等。

清气化痰丸

清气化痰星夏橘，杏仁枳实瓜蒌实，
芩苓姜汁为糊丸，气顺火消痰自失。

【组　方】　胆南星、半夏各一两半，瓜蒌仁、陈皮、黄芩、杏仁、枳实、茯苓各一两。

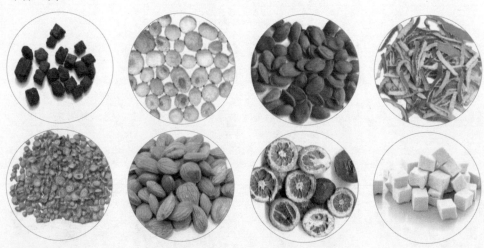

【方　解】　清气化痰丸出自吴昆的《医方考》。痰热内结为本方主证。方中

黄芩清泻肺中实火，为君药。陈皮、枳实理气降逆，调畅气机，为臣药。佐以瓜蒌仁清热化痰；半夏、茯苓、胆南星燥湿化痰；杏仁宣肺降气，化痰止咳。诸药合用，共奏清热化痰，降气止咳之功。

【煎服方法】 水煎服。

【功效主治】 清热化痰，理气止咳。主治痰热内结。症见咳嗽痰黄，咯之不爽，胸膈痞满，小便短赤，舌质红，苔黄腻，脉滑数。

〈 顺气消食化痰丸 〉

顺气消食化痰丸，青陈星夏菔苏攒[①]，
曲麦山楂葛杏附，蒸饼为糊姜汁抟[②]。

【注　释】 ①攒（cuán）：聚在一起。②抟（tuán）：把东西揉成球状。

【组　方】 胆南星、半夏各一斤，青皮、陈皮、生莱菔子、炒紫苏子、炒神曲、炒麦芽、炒山楂、杏仁、制香附各一两。

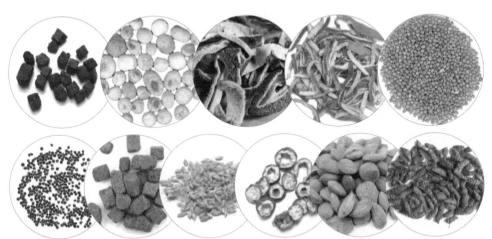

【方　解】 顺气消食化痰丸出自吴昆的《医方考》。酒食生痰为本方主证，方用胆南星、半夏燥湿化痰为君药。臣以紫苏子、莱菔子、杏仁降气，青皮、陈皮、制香附行气。佐以葛根、神曲解酒，山楂、麦芽消食。使湿去食消，痰除气顺，诸症自消。

【煎服方法】 研细末，用姜汁和蒸饼煮糊成丸如梧桐子大，每服三钱。

【功效主治】 消食化痰，通顺气机。主治酒湿食积生痰。症见痰多而黏，胸膈胀闷，早晨咳嗽等。

◀ 礞石滚痰丸 ▶

滚痰丸用青礞石，大黄黄芩沉水香，
百病多因痰作祟①，顽痰怪症力能匡②。

【注　释】 ①祟：指鬼怪或鬼怪害人。②匡：纠正。
【组　方】 大黄、黄芩各八两，礞石（与焰硝一两同煅）一两，沉香半两。

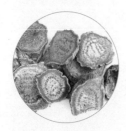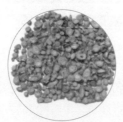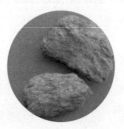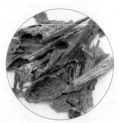

【方　解】 礞石滚痰丸出自翁仲仁的《痘疹金镜录》。实热老痰为本方主证。方中大黄苦寒直降，荡涤积滞，祛热下行为君药。黄芩苦寒清肺为臣药。礞石攻逐顽痰为佐药。沉香疏畅气机，为诸药开导，引痰火易于下行，故为使药。诸药合用，共奏降火逐痰之效。

【煎服方法】 水泛小丸，每服二至三钱，日一二次；或水煎服。

【功效主治】 泻火逐痰。主治实热老痰。发为癫狂惊悸；或怔忡昏迷，或咳喘痰稠，或胸脘痞闷，或眩晕耳鸣，或绕项结核，或口眼蠕动，或不寐，或梦寐奇怪之状，或骨节疼痛难以名状，或噎塞烦闷，大便秘结，苔黄厚，脉滑数有力。

金沸草散

金沸草散前胡辛，半夏荆甘赤茯因，
煎加姜枣除痰嗽，肺感风寒头目颦①，
局方不用细辛茯，加入麻黄赤芍均。

【注　释】　①颦：原指忧愁，此处作"痛"字讲。

【组　方】　旋覆花（金沸草的花）、前胡、细辛各一钱，荆芥一钱半，半夏五分，炙甘草三分，赤茯苓六分。

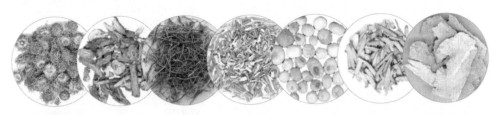

【方　解】　金沸草散出自朱肱的《类证活人书》。中脘停痰为本方主证。发热恶寒、头昏痛、鼻塞为外感风寒兼证。方用旋覆花消痰降气为君药。臣以前胡、半夏化痰止咳。佐以荆芥发汗散风寒；细辛温经散寒；赤茯苓行水；姜枣和胃。甘草和中调药为使。

【煎服方法】　加生姜五片，大枣一枚，水煎服。

【功效主治】　消痰降气，发散风寒。主治中脘停痰，又感受风寒。症见咳嗽痰多，发热恶寒，头目昏痛，鼻塞声重等。

【附　方】

方　名	组　方	用　法	功　效	主　治
金沸草散（《太平惠民和剂局方》）	麻黄、前胡各三两，荆芥穗四两，甘草、半夏、赤芍各一两	加生姜三片，枣一个，水煎服	宣肺发表，消痰止咳，凉血清热	外感风寒，咳嗽喘满，痰涎不利

半夏天麻白术汤

半夏天麻白术汤，参芪橘柏及干姜，

苓泻麦芽苍术曲，太阴痰厥头痛良。

【组　方】 半夏、麦芽、陈皮各一钱半，白术、炒神曲各一钱，天麻、苍术、人参、黄芪、白茯苓、泽泻各五分，黄柏、干姜各二分。

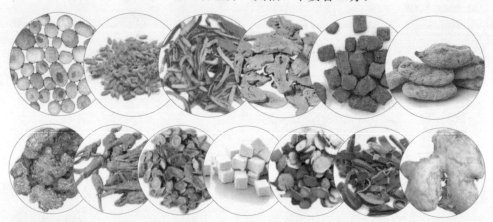

【方　解】 半夏天麻白术汤出自李东垣的《脾胃论》。脾胃二经素有湿痰，又冒受风寒，湿痰厥逆上冲为本方主证。方用半夏燥湿化痰；天麻升清降浊，息风定眩；共为君药。臣以人参、黄芪、白术、苍术补气健脾，燥湿除痰；茯苓、泽泻利水通小便而除湿。佐以干姜温中逐寒；黄柏泻下焦之火；神曲、麦芽消食助胃，陈皮理气调胃而除痰。配合成方，共奏补脾胃，化痰湿，定虚风的功效。

【煎服方法】 水煎服。

【功效主治】 健脾化饮，定风止晕。主治痰厥头痛。症见头痛欲裂，咳痰稠黏，眼黑头眩，恶心烦闷，身重如山，四肢厥冷等。

常山饮

常山饮中知贝取，乌梅草果槟榔聚，

姜枣酒水煎露之，劫痰截疟功堪诩[1]。

【注　释】 ①诩（xǔ）：夸耀。此处作赞许讲。

【组　　方】　常山二钱，知母、贝母、草果、槟榔各一钱，乌梅二个，生姜三片，大枣一枚。

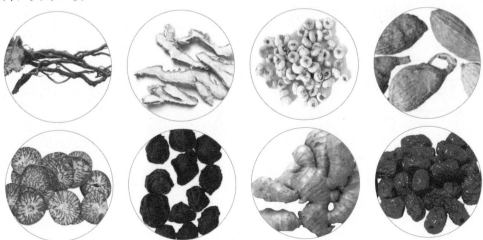

【方　　解】　常山饮出自《太平惠民和剂局方》。疟痰作疟为本方主证。方用常山祛除疟痰；槟榔下气破积，消食行痰为君。臣以贝母助君除痰。佐以知母滋阴清热，乌梅生津清热，草果温脾除寒，姜枣调和营卫。

【煎服方法】　水酒各半煎，露一宿，空腹服。

【功效主治】　劫痰截疟。主治疟疾。

截疟七宝饮

截疟七宝常山果，槟榔朴草青陈伙，

水酒合煎露一宵，阳经实疟服之妥。

【组　　方】　常山一钱，草果、槟榔、厚朴、炙甘草、青皮、陈皮各五分。

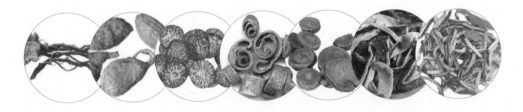

【**方　　解**】　截疟七宝饮出自王琰的《易简方》。肝风夹痰为本方主证。本证多由疟邪伏于少阳，与营卫相搏，正邪相争所致。治疗以祛痰截疟为主。本方中常山、草果、槟榔均有截疟功效，故为君药；青皮、陈皮、厚朴燥湿健脾，理气化痰，故为臣药；甘草和中，故为佐药。合奏截疟燥湿除痰之效。

【**煎服方法**】　水酒各半煎，露一宿，空腹服。

【**功效主治**】　劫除疟痰，截疟发作。主治三阳经实疟久发不止，寸口脉弦滑浮大。

第十七章　收涩之剂

〈 金锁固精丸 〉

金锁固精芡莲须，龙骨蒺藜牡蛎需，

莲粉糊丸盐酒下，涩精秘①气滑遗无。

【注　　释】　①秘（bì）：使固密。

【组　　方】　沙苑子、芡实、莲须各二两，龙骨、牡蛎各一两。

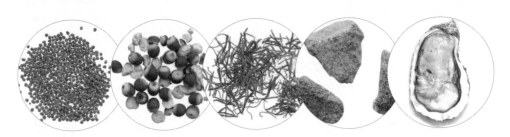

【方　　解】　金锁固精丸出自汪昂的《医方集解》。肾虚不固为本方主证。方以沙苑子补肾止遗为君。臣以莲肉、芡实固肾涩精，益心宁心。佐以龙骨、牡蛎收涩止遗，固下潜阳；莲须尤为涩精要药。

【煎服方法】　莲子粉糊丸，每服三钱，空腹淡盐汤下；或入莲子肉，水煎服。

【功效主治】　补肾涩精。主治肾虚精亏，精关不固。症见遗精滑泄，神疲乏力，四肢酸软，腰酸，耳鸣等。

茯菟丹

茯菟丹疗精滑脱，菟苓五味石莲末，
酒煮山药为糊丸，亦治强中①及消渴。

【注　释】①强中：病症名，症见阴茎勃起不衰，精自流出。

【组　方】菟丝子十两，五味子八两，茯苓、石莲肉各三两，山药六两。

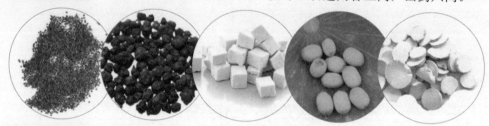

【方　解】茯菟丹出自《太平惠民和剂局方》。肾水亏，心火亢为本方主证。本方用菟丝子强阴益阳，补肾益精为君。臣以五味子涩精生津，石莲肉清心止浊，山药健脾涩精，茯苓淡渗利湿，通心气于肾。

【煎服方法】先酒浸菟丝子，余酒煮山药为糊，和余药末为丸，每服三钱，日二三次。遗精用淡盐汤下，白浊用茯苓汤下，赤浊用灯心汤下，消渴及强中证用米汤下。

【功效主治】固肾涩精，镇益心神，渗湿止浊。主治心气不足，思虑太过，肾经虚损，真阳不固。症见溺有余沥，小便白浊，梦寐频泄，强中消渴。

治浊固本丸

治浊固本莲蕊须，砂仁连柏二苓俱，
益智半夏同甘草，清热利湿固兼驱。

【组　方】莲须、黄连、猪苓各二两，砂仁、黄柏、益智仁、半夏、茯苓各一两，炙甘草三两。

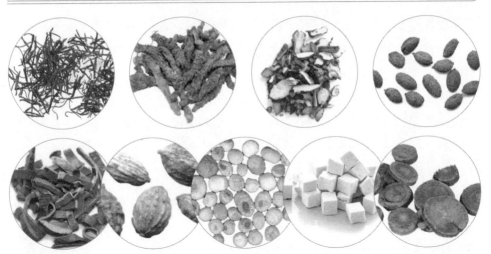

【方　　解】 治浊固本丸出自虞抟的《医学正传》引李东垣方。湿热下渗膀胱为本方主证。方用黄连、黄柏清热利湿为君药。臣以茯苓、猪苓淡渗利湿；半夏除痰。佐以砂仁、益智仁利气益脾固肾，防湿热郁滞所伤；莲须收涩止浊。使以炙甘草调诸药，防苦寒伤胃。

【煎服方法】 为末，汤浸蒸饼和丸，梧桐子大，每服五七十丸（三钱），空腹温酒下。

【功效主治】 清热利湿，健脾温肾。主治胃中湿热，渗入膀胱。症见小便下浊不止。

诃子散

诃子散用治寒泻，炮姜粟壳橘红也，
河间木香诃草连，仍用术芍煎汤下，
二者药异治略同，亦主脱肛便血者。

【组　　方】 煨诃子七分，炮姜六分，罂粟壳、橘红各五分。

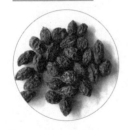 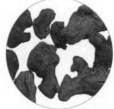 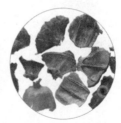 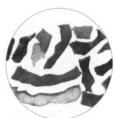

【方　　解】　诃子散出自李东垣的《兰室秘藏》。肾虚不固，虚寒泄泻为本方主证。方用诃子酸涩止泻收脱，罂粟壳固肾涩肠为君药。臣以炮姜温中散寒而补脾阳；橘红升阳调气，以固气脱（泄泻），亦收形脱（脱肛）。

【煎服方法】　水煎服。

【功效主治】　涩肠止泻，固肾收脱。主治虚寒泄泻，肠鸣腹痛，米谷不化，脱肛不收，或久痢，便脓血。

【附　　方】

方　名	组　方	用　法	功　效	主　治
河间诃子散（《素问病机气宜保命集》）	诃子一两（半生半煨），木香五钱，甘草一钱，黄连三钱	为末，每服二钱，用白术、芍药汤调下	涩肠止泻	泻久腹痛渐已，泻下渐少

桑螵蛸散

桑螵蛸散治便数，参苓龙骨同龟壳，
菖蒲远志及当归，补肾宁心健忘觉。

【组　　方】　桑螵蛸、远志、菖蒲、龙骨、人参、茯神、当归、龟甲各一两。

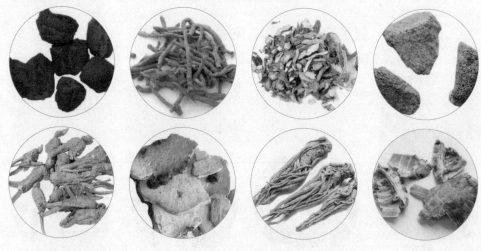

【方 解】 桑螵蛸散出自寇宗奭的《本草衍义》。本方证乃心肾、水火不交所致。方中桑螵蛸甘咸平，补肾固精止遗，为君药。臣以龙骨收敛固涩，且镇心安神；龟甲滋养肾阴，补心安神。佐以人参大补元气，当归补心血，与人参合用，能补益气血；菖蒲、远志安神定志，交通心肾，意在补肾涩精、宁心安神的同时，促进心肾相交。

【煎服方法】 为末，睡前党参汤调下二钱；或水煎服。

【功效主治】 调补心肾，涩精止遗。主治小便频数，或尿如米泔色，心神恍惚，健忘，或遗尿遗精，舌淡苔白，脉细弱。

真人养脏汤

真人养脏诃粟壳，肉蔻当归桂木香，
术芍参甘为涩剂，脱肛久痢早煎尝。

【组 方】 人参、当归、白术各六钱，肉豆蔻半两，肉桂、炙甘草各八钱，白芍一两六钱，木香一两四钱，诃子一两二钱，罂粟壳三两六钱。

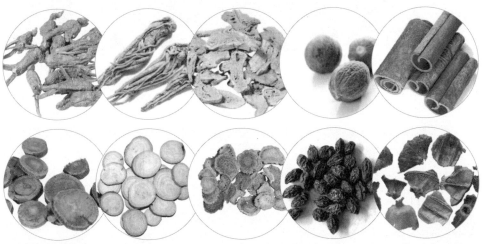

【方 解】 真人养脏汤出自《太平惠民和剂局方》。方中重用罂粟壳涩肠止泻，为君药。臣以肉豆蔻温中涩肠；诃子苦酸温涩，功专涩肠止泻。佐以肉桂温肾暖脾，人参、白术补气健脾，三药合用温补脾肾以治本。泻痢日久，每伤阴血，甘温固涩之品，易壅滞气机，故又佐以当归、白芍养血和血，木香调气醒脾，共成调气和血，既治下利腹痛后重，又使全方涩补不滞。甘草益气和中，调和诸药，且合参、术补中益气，合芍药缓急止痛，为佐使药。

【煎服方法】　水煎服。

【功效主治】　温补脾肾，涩肠固脱。主治脾肾虚寒，久泻久痢。症见滑脱不禁，腹痛喜温喜按，或下利赤白，或便脓血，日夜无度，里急后重，脐腹疼痛，倦怠食少。

当归六黄汤

当归六黄治汗出，芪柏芩连生熟地，
泻火固表复滋阴，加麻黄根功更异，
或云此药太苦寒，胃弱气虚在所忌。

【组　　方】　当归、生地黄、熟地黄、黄柏、黄芩、黄连各等份，黄芪加倍。

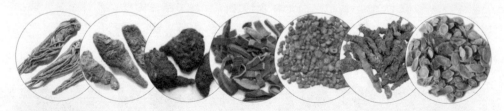

【方　　解】　当归六黄汤出自李东垣的《兰室秘藏》。阴虚有火为本方主证。方中当归养血增液，血充则心火可制；生地黄、熟地黄入肝肾而滋肾阴。三药合用，使阴血充则水能制火，共为君药。臣以黄连清泻心火，合以黄芩、黄柏泻火以除烦，清热以坚阴。君臣相合，热清则火不内扰，阴坚则汗不外泄。汗出过多，导致卫虚不固，故倍用黄芪为佐，一以益气实卫以固表，一以固未定之阴，且可合当归、熟地黄益气养血。诸药合用，共奏滋阴泻火，固表止汗之效。

【煎服方法】　水煎服。

【功效主治】　滋阴清热，固表止汗。主治阴虚有火。症见盗汗发热，面赤口干，心烦唇燥，便难尿赤，舌红脉数。

柏子仁丸

柏子仁丸人参术，麦麸牡蛎麻黄根，

再加半夏五味子，阴虚盗汗枣丸吞。

【组　　方】　柏子仁二两，人参、白术、牡蛎、麻黄根、半夏、五味子各一两，麦麸五钱。

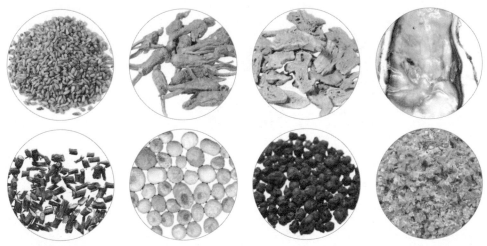

【方　　解】　柏子仁丸出自许叔微的《普济本事方》。阴虚盗汗为本方主证。方中柏子仁养心清热安神为君药。臣以牡蛎、麦麸咸寒，清热收敛；五味子酸敛涩收。佐以半夏和胃燥湿；人参、白术补气。麻黄根专走肌表，引人参、白术以固卫气为使。

【煎服方法】　为末，枣肉和丸，如梧桐子大，每服五十丸（三钱），空腹米汤送下，日二三次。

【功效主治】　养心宁神，清热收敛。主治阴虚火旺。症见夜寐不安，盗汗。

牡蛎散

阳虚自汗牡蛎散，黄芪浮麦麻黄根，
扑法芎藁牡蛎粉，或将龙骨牡蛎扪①。

【注　释】①扪：按，摸。此处作用粉扑。

【组　方】黄芪、麻黄根、牡蛎各一两。

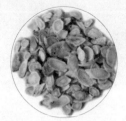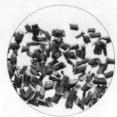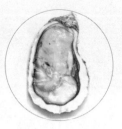

【方　解】牡蛎散出自《太平惠民和剂局方》。体虚卫外不固为本方主证。方中煅牡蛎咸涩微寒，敛阴潜阳，固涩止汗，为君药。生黄芪味甘微温，益气实卫，固表止汗，为臣药。麻黄根甘平，功专收敛止汗，为佐药。小麦甘凉，专入心经，养气阴，退虚热，为佐使药。

【煎服方法】入小麦一两，水煎服。

【功效主治】固表敛汗。主治诸虚不足。症见体常自汗，夜卧尤甚，久而不止，心悸惊惕，短气烦倦，舌质淡红，脉细弱。

【附　方】

方　名	组　方	用　法	功　效	主　治
扑法	牡蛎、川芎、藁本各二钱半，糯米粉一两半	共研极细，盛绢袋中，扑周身	止汗	自汗不止
扪法	牡蛎、龙骨、糯米粉各等份	研极细末，扑周身	止汗	自汗不止

第十八章　杀虫之剂

乌梅丸

乌梅丸用细辛桂，人参附子椒姜继，
黄连黄柏及当归，温藏安蛔寒厥剂。

【组　方】　乌梅三百枚，细辛、附子、桂枝、人参、黄柏各六两，干姜十两，黄连十六两，当归、蜀椒各四两。

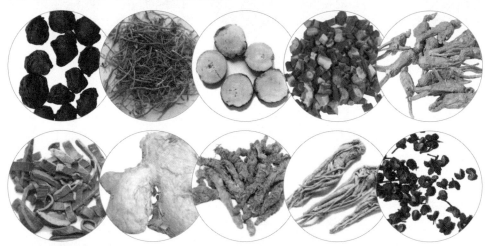

【方　解】　乌梅丸出自张仲景的《伤寒论》。肠寒胃热蛔原为本方主证。方中重用乌梅安蛔止痛为君药。臣以蜀椒、细辛温脏祛寒，辛可安蛔；桂枝、附子加强温里散寒之力；黄连、黄柏苦可下蛔，上清胃热。人参、当归益气养血为佐药。蜂蜜为丸，调和诸药为使。诸药合同，共奏温脏补虚、泻热安蛔之效。

【煎服方法】　乌梅用醋浸一宿，去核，和余药打匀，烘干或晒干，研末，加蜜制丸，每服三钱，每日一至三次，空腹服；或水煎服。

【功效主治】 温脏补虚，泻热安蛔。主治蛔厥证。症见心烦呕吐，时发时止，食入吐蛔，手足厥冷，腹痛。又治久痢，久泻。

化虫丸

化虫鹤虱及使君，槟榔芜荑苦楝群，
白矾胡粉糊丸服，肠胃诸虫永绝氛。

【组　方】 鹤虱、槟榔、苦楝根皮、胡粉（即铅粉）各一两，使君子、芜荑各五钱，白矾二钱半。

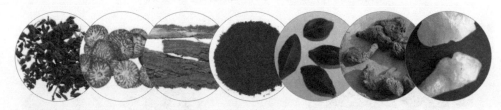

【方　解】 化虫丸出自《太平惠民和剂局方》。虫积为本方主证。其病机核心是肠中诸虫扰动不安，故拟驱杀肠中诸虫为治法。方中鹤虱驱诸虫，苦楝根皮能杀蛔虫、蛲虫，槟榔能杀绦虫、姜片虫，枯矾、铅粉均具杀虫之效，使君子、芜荑杀虫消疳，使君子还能通大便，使虫由大便排出。本方集诸杀虫药于一体，效专力宏，共奏驱杀肠中诸虫之功。

【煎服方法】 共研细末，用酒煮面糊作丸，据年龄酌量服，一岁小儿用五分。

【功效主治】 驱杀肠中诸虫。主治肠中诸虫。症见发作时腹痛，往来上下，呕吐清水或吐蛔。

第十九章　痈疡之剂

〈真人活命饮〉

真人活命金银花，防芷归陈草节加，

贝母天花兼乳没，穿山角刺酒煎嘉，

一切痈疽能溃散，溃后忌服用毋[1]差，

大黄便实可加使，铁器酸物勿粘牙。

【注　释】　①毋（wú）：不要。

【组　方】　白芷、贝母、防风、当归尾、甘草节、皂角刺、穿山甲、天花粉、乳香、没药各一钱，金银花、陈皮各三钱。

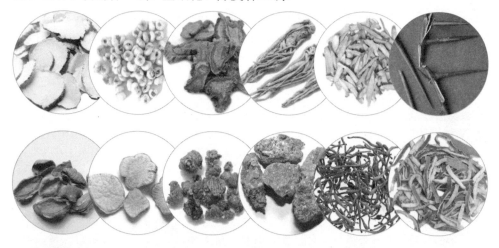

【方　解】　真人活命饮出自陈自明的《校注妇人大全良方》。疮疡肿毒初起为本方主证。方以金银花疏散透达，清热解毒，清气凉血，为君药。臣以防风、白芷疏风散邪，用治痈疡初起；当归尾、赤芍、乳香、没药、陈皮活血散瘀，行气通络，消肿止痛。佐以贝母、天花粉清热化痰，消肿散结；穿山甲、皂角刺溃坚排脓。甘草清热解毒，加酒活血消肿，协诸药直达病所，为使药。大便燥结可加大黄。

【煎服方法】 水煎服；或水、酒各半煎服。

【功效主治】 清热解毒，消肿溃坚，活血止痛。主治疮疡肿毒初起，红肿焮痛，或身热，凛寒，苔薄白或黄，脉数有力。

金银花酒

金银花酒加甘草，奇疡恶毒皆能保，
护膜须用蜡矾丸，二方均是疡科宝。

【组　方】 鲜金银花五两，甘草一两。

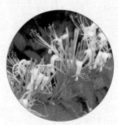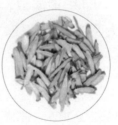

【方　解】 金银花酒出自齐德之的《外科精义》。热毒痈疽恶疮为本方主证。方以金银花甘寒为君，甘能养血补虚，寒能清热解毒，为痈疮圣药。臣以甘草解毒扶中。佐以酒性走散。

【煎服方法】 水、酒各半煎，分三次服。

【功效主治】 消肿散瘀，托毒止痛。主治一切痈疽恶疮，及肺痈肠痈初起。

【附　方】

方 名	组 方	用 法	功 效	主 治
蜡矾丸（《景岳全书》）	黄蜡二两，白矾一两	先将蜡熔化，少冷，入矾和丸，如梧桐子大，每服十九，渐加至百丸，酒送下，日二三次	护膜托里，使毒不攻心	金石发疽，痈疽疮疡，肺痈乳痈，痔漏肿痛，及毒虫蛇犬咬伤

托里十补散

托里十补参芪芎，归桂白芷及防风，
柑橘厚朴酒调服，痈疡脉弱赖之充。

【组　方】　黄芪、当归、人参各二钱，川芎、肉桂、白芷、防风、甘草、桔梗、厚朴各一钱。

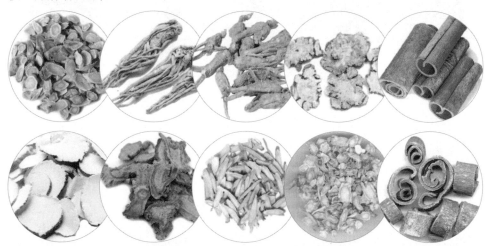

【方　解】　托里十补散出自《太平惠民和剂局方》。痈疡体虚为本方主证。方用人参、黄芪补气，当归、川芎和血为君药。臣以肉桂温通血脉，白芷、甘草解毒，防风散风，桔梗排脓。佐以厚朴散满。合为补里散表，消散、内托并用之方。

【煎服方法】　为细末，每服二钱，加至六钱，热酒调服。

【功效主治】　益气和血，温通消散。主治痈疡初起，毒重痛甚，形体羸瘦，脉弱无力。

托里温中汤

托里温中姜附羌，茴木丁沉共四香，
陈皮益智兼甘草，寒疡内陷呕泻良。

【组　方】　炮姜、羌活各三钱，炮附子四钱，木香一钱半，茴香、丁香、沉香、陈皮、益智仁、炙甘草各一钱。

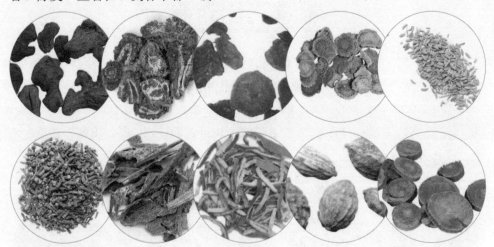

【方　解】　托里温中汤出自罗天益的《卫生宝鉴》。寒性疮疡内陷为本方主证。方用附子、干姜温中助阳，祛寒托毒，为君药。臣以羌活透利关节；炙甘草温补脾胃，行经络，通血脉。佐以益智仁、沉香、丁香温胃散寒以平呕逆；木香、陈皮、茴香散痞消满。

【煎服方法】　加生姜五片，水煎服。

【功效主治】　温中托毒，散寒消痞。主治疮疡属寒，疮毒内陷，脓汁清稀，心下痞满，肠鸣腹痛，大便溏泻，食则呕逆，时发昏愦等。

托里定痛汤

托里定痛四物兼，乳香没药桂心添，
再加蜜炒罂粟壳，溃疡虚痛去如拈[①]。

【注　释】　①拈：用两三个手指头夹、捏。此处形容很轻松。

【组　方】　熟地黄、当归、白芍、川芎、乳香、没药、肉桂各一钱，罂粟壳二钱。

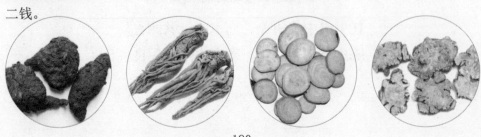

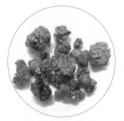 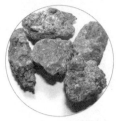 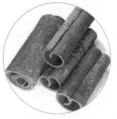 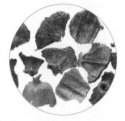

【方　　解】　托里定痛汤出自顾世澄的《疡医大全》。痈疽溃后血虚为本方主证。方用四物汤补血调血，托里生肌为君。臣以乳香、没药透毒消肿，罂粟壳收敛止痛。佐以肉桂温通血脉。

【煎服方法】　水煎服。

【功效主治】　托里生肌，消肿止痛。主治痈疽溃后不敛，血虚疼痛。

《散肿溃坚汤》

散肿溃坚知柏连，花粉黄芩龙胆宣，
升柴翘葛兼桔橘，归芍棱莪昆布全。

【组　　方】　黄芩八钱，知母、黄柏、天花粉、龙胆草、桔梗、昆布各五钱，黄连一钱，柴胡四钱，升麻、连翘、炙甘草、三棱、莪术各三钱，葛根、当归尾、芍药各二钱。

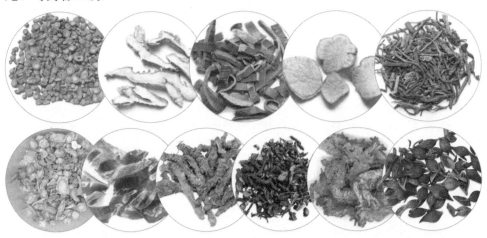

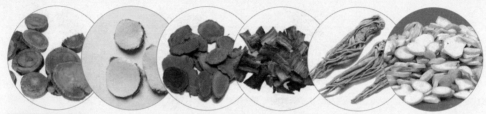

【方　　解】　散肿溃坚汤出自李东垣的《兰室秘藏》。肝胆三焦相火与痰湿风热结聚为本方主证。方用黄芩、黄连、黄柏、龙胆草、知母泻肝胆三焦相火；柴胡、连翘清热散结，共为君药。臣以升麻、葛根解毒升阳，天花粉、桔梗清肺排脓，当归尾、芍药润肝活血，三棱、莪术行气破血，昆布化痰软坚，甘草化毒和中。桔梗还载药上行，柴胡引药入肝胆经络为使。

【煎服方法】　水煎服。

【功效主治】　泻火散结，消肿溃坚。主治马刀疮，结硬如石，或在耳下至缺盆中，或于肩上，或于胁下；及瘰疬遍于颔，或至颊车，坚而不溃；或上二证已破流水者。

第二十章　经产之剂

妊娠六合汤

海藏妊娠六合[①]汤，四物为君妙义长，

伤寒表虚地骨桂，表实细辛兼麻黄，

少阳柴胡黄芩入，阳明石膏知母藏，

小便不利加苓泻，不眠黄芩栀子良，

风湿防风与苍术，温毒发斑升翘长，

胎动血漏名胶艾，虚痞朴实颇相当，

脉沉寒厥亦桂附，便秘蓄血桃仁黄，

安胎养血先为主，余因各证细参详，

后人法此治经水，过多过少别温凉，

温六合汤加芩术，色黑后期连附商，

热六合汤栀连益，寒六合汤加附姜，

气六合汤加陈朴，风六合汤加芃羌，

此皆经产通用剂，说与时师好审量。

【注　释】　①六合：本组方均以四物汤为主，根据六经辨证分别加入两味适当的药，故称六合。

【组　方】　熟地黄、白芍、当归、川芎各一两。

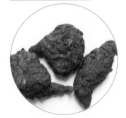 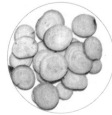 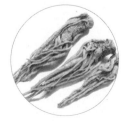 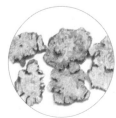

(1) 表虚六合汤：加桂枝、地骨皮各七钱。

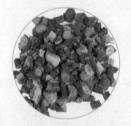
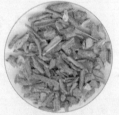

(2) 表实六合汤：加麻黄、细辛各半两。

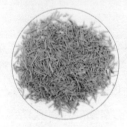
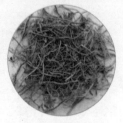

(3) 柴胡六合汤：加柴胡、黄芩各七钱。

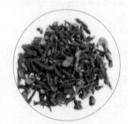
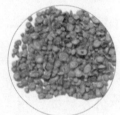

(4) 石膏六合汤：加石膏、知母各半两。

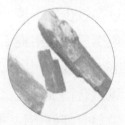
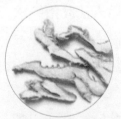

(5) 茯苓六合汤：加茯苓、泽泻各半两。

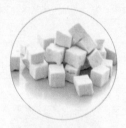
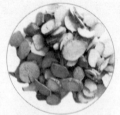

（6）栀子六合汤：加栀子、黄芩各半两。

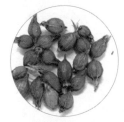 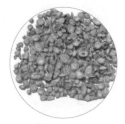

（7）风湿六合汤：加防风、制苍术各七钱。

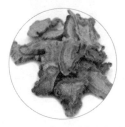 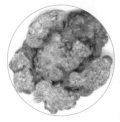

（8）升麻六合汤：加升麻、连翘各半两。

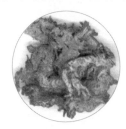 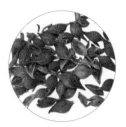

（9）胶艾六合汤：加阿胶、艾叶各半两。

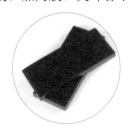 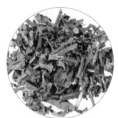

（10）朴实六合汤：加厚朴、炒枳实各半两。

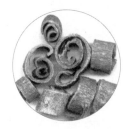 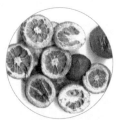

（11）附子六合汤：加炮附子、肉桂各半两。

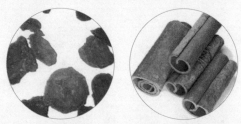

（12）大黄六合汤：加大黄半两，桃仁十个。

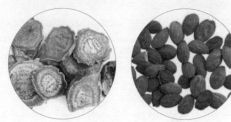

【方　解】　妊娠六合汤出自王海藏的《医垒元戎》。妊娠伤寒为本方主证。分别有下述兼证。故方以四物汤养血安胎为君。分别佐以上述十二组药以针对不同症候。

【煎服方法】　水煎服。

【功效主治】　养血安胎，分别兼以解肌止汗；发汗解表；清热生津；利水通小便；清三焦虚热；散风燥湿；清温（热）解毒；暖宫止血；消痞散满；散寒回阳；泻结破瘀。

妊娠而病伤寒，分别择重于：

（1）伤风，表虚自汗，头痛项强，身热恶寒，脉浮缓。

（2）伤寒，表实无汗，头痛身热，恶寒，脉浮紧。

（3）寒热往来，心烦喜呕，胸胁满痛，脉弦。

（4）阳明经证症见身热不恶寒，有汗口渴，脉长而大。

（5）足太阳膀胱腑病症见小便不利。

（6）发汗或攻下后，虚烦不得眠。

（7）感受风湿，四肢骨节烦疼，头痛发热而脉浮。

（8）下后过经不愈，转为温毒发斑如锦纹。

（9）发汗或攻下后，血漏不止，胎气受损，胎动不安。

（10）发汗或攻下后，心下虚痞，腹中胀满。

（11）少阴证症见脉沉而迟，四肢拘急，腹中痛，身凉有微汗。

（12）阳明、太阳本病症见大便色黑而硬，小便色赤而畅，腹胀气满而脉沉数（蓄血）。

【附　　方】

方　名	组　方	用　法	功　效	主　治
温六合汤（黄芩六合汤）	熟地黄、白芍、当归、川芎、黄芩、白术各一两	水煎服	清阳凉血，健脾统血	气虚血热，月经过多
连附六合汤	熟地黄、白芍、当归、川芎各一两，黄连、香附（原书无剂量）	水煎服	养血调经，清热行气	气滞血热，月经后其色黑不畅
热六合汤	熟地黄、白芍、当归、川芎各一两，黄连、栀子（原书无剂量）	水煎服	养血调经，清热凉血	血虚有热，月经妄行，发热心烦，不能睡卧
寒六合汤	熟地黄、白芍、当归、川芎、附子、干姜各一两	水煎服	养血调经，温阳散寒	虚寒脉微自汗，气难布息，清便自调
气六合汤	熟地黄、白芍、当归、川芎、厚朴、陈皮各一两	水煎服	养血调经，理气开郁	气郁经阻，月经不畅，腹胁胀痛
风六合汤	熟地黄、白芍、当归、川芎、秦艽、羌活各一两	水煎服	养血和血，祛风止眩	产后血脉空虚，感受风邪而发痉厥

胶艾汤

胶艾汤中四物先，阿胶艾叶甘草全，

妇人良方单胶艾，胎动血漏腹痛全，

胶艾四物加香附，方名妇宝调经专。

【组　　方】川芎、甘草各二两，阿胶二两，艾叶、当归各三两，芍药、熟地黄各四两。

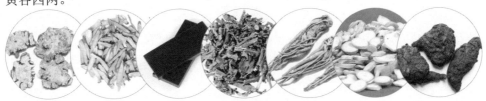

【方　　解】　胶艾汤出自张仲景的《金匮要略》。冲任虚寒，血失统摄为本方主证。方中阿胶补血止血，艾叶温经止血，二药为调经安胎，治崩止漏要药，共为君药。熟地黄，当归、白芍、川芎补血调血，止血防瘀，共为臣药。甘草调和诸药，加清酒温散行瘀，共为使药。

【煎服方法】　水（酒）煎去滓，入阿胶烊化，温服。

【功效主治】　补血止血，调经安胎。主治妇人冲任虚损，崩中漏下，月经过多，淋漓不止，或半产后下血不绝，或妊娠下血，腹中疼痛。

【附　　方】

方　名	组　方	用　法	功　效	主　治
胶艾汤（《妇人大全良方》）	阿胶（蛤粉炒）五钱炖化，艾叶五分	煎汤冲服	止血安胎	胎动不安，腹痛漏血
妇宝丹（经验方）	熟地黄、白芍、川芎、当归、阿胶、艾叶、香附各三钱	分别用童便、盐水、酒、醋各浸三日炒	养血和血，行气调经	血虚有寒，月经不调

当归散

当归散益妇人妊，术芍芎归及子芩，
安胎养血宜常服，产后胎前功效深。

【组　　方】　当归、黄芩、芍药、川芎各一斤，白术半斤。

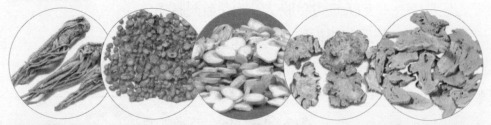

【方　　解】　当归散出自张仲景《金匮要略》。血少有热，胎动不安为本方主证。方用当归养血和血，黄芩清热凉血安胎，共为君药。臣以芍药、川芎养血活血；白术健脾利湿安胎。

【煎服方法】　研细末，用酒调服方寸匕，日二次。

【功效主治】　清热祛湿，养胎安胎。主治妇人妊娠，血少有热，胎动不安，及曾经数次半产者。

黑神散

黑神散中熟地黄，归芍甘草桂炮姜，

蒲黄黑豆童便酒，消瘀下胎痛逆[1]忘。

【注　释】　①逆：方向相反，不顺利，此处与痛互意，即疼痛。

【组　方】　熟地黄、当归尾、赤芍、蒲黄、肉桂、干姜、炙甘草各四两，黑豆半升。

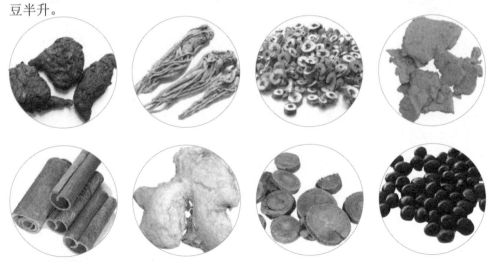

【方　解】　黑神散出自《太平惠民和剂局方》。血瘀不行为本方主证。方用蒲黄、黑大豆祛瘀行血为君。熟地黄、当归尾、赤芍养血和血，肉桂、干姜温通血脉，共为臣药。佐以炙甘草甘缓益气，童便散瘀而引血下行。酒引药入血分而通经络为使。

【煎服方法】　为散，每服二钱，温酒调下。原方用酒和童便各半盏同煎后调服。

【功效主治】　消瘀行血，下胎。主治产后恶露不尽，或攻冲作痛，或脐腹坚胀撮痛，及胞衣不下，胎死腹中，产后瘀血等。

清魂散

清魂散用泽兰叶，人参甘草川芎协，
荆芥理血兼祛风，产中昏晕神魂帖[1]。

【注　　释】①神魂贴：用于安神定魂的迷信符咒，此处喻本方疗效灵验。

【组　　方】泽兰叶、人参各一钱，炙甘草各三分（一方无甘草），川芎五分，荆芥三钱。

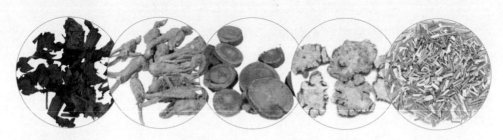

【方　　解】清魂散出自严用和的《济生方》。产后气血虚弱致血晕为本方主证。方中人参、甘草补气，川芎、泽兰养血，共为君药。臣以荆芥疏散风邪。使以清酒引药入血分。

【煎服方法】为末，每服一至二钱，温酒热汤各半盏调服。同时可用醋喷在炭火上，取烟熏鼻。

【功效主治】益气血，散外邪。主治产后恶露已尽，气血虚弱，感冒风邪，忽然昏晕不省人事。

羚羊角散

羚羊角散杏薏仁，防独芎归又茯神，
酸枣木香和甘草，子痫[1]风中可回春。

【注　　释】①子痫：病症名，见巢元方《诸病源候论》，又名妊娠风痉，儿风，子冒。

【组　　方】羚羊角一钱，独活、防风、川芎、当归、炒酸枣仁、茯神、杏仁、薏苡仁各五分，木香、甘草各二分半。

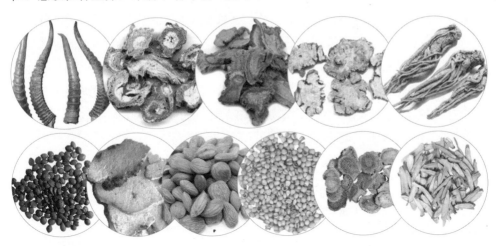

【方　　解】　羚羊角散出自严用和的《济生方》。妊娠肝旺生风为本方主证。方用羚羊角平肝息风，镇痉为君。臣以酸枣仁、茯苓宁心安神，当归、川芎活血安胎，独活、防风散风邪。佐以杏仁、木香清肺和胃，薏苡仁、甘草调脾胃而舒筋挛。

【煎服方法】　加生姜五片，水煎服。

【功效主治】　清热镇痉，活血安胎。主治妊娠中风，头项强直，筋脉挛急，言语謇涩，痰涎不利，或抽搐，不省人事的子痫证。

当归生姜羊肉汤

当归生姜羊肉汤，产后腹痛褥劳匡，
亦有加入参芪者，千金四物甘桂姜。

【组　　方】　当归三两，生姜五两，羊肉一斤。

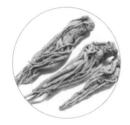 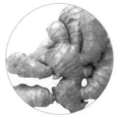 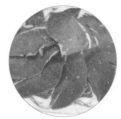

【方　解】　当归生姜羊肉汤出自张仲景的《金匮要略》。方中"当归、羊肉兼补兼温，而以生姜宣散其寒。然不用参而用羊肉，所谓'精不足者，补之以味'也。"（徐彬《金匮要略论注》）"然胎前责实，故当归芍药散内加茯苓、泽泻，泻其水湿；此属产后，大概则虚，故以当归养血而行血滞，生姜散寒而行气滞，又主以羊肉味厚气温，补气而生血，脾气而得温，则血自散而痛止矣。此方攻补兼施，故并治寒疝虚损，或疑羊肉太补，而不知孙真人谓羊肉止痛利产妇。"（魏念庭《金匮要略方论本义》）

【煎服方法】　水煎服。

【功效主治】　温中补虚，祛寒止痛。主治妇人产后腹中㽲痛，及产后气血皆虚，发热自汗，肢体疼痛的褥劳证。

【附　　方】

方　名	组　方	用　法	功　效	主　治
当归羊肉汤（《济生方》）	黄芪一两，人参、当归各七钱，生姜五钱，羊肉一斤	水煎服	补益气血，祛寒止痛	褥劳
千金羊肉汤（《千金要方》）	干地黄五钱，当归、芍药、生姜各三钱，川芎二钱，甘草、肉桂各一钱	水煎服	养血补虚，散寒止痛	产后身体虚羸，腹中绞痛，自汗出

达生散

达①生紫苏大腹皮，参术甘陈归芍随，
再加葱叶黄杨脑，孕妇临盆先服之，
若将川芎易②白术，紫苏饮子子悬宜。

【注　释】　①达：诗云"诞弥厥月，先生如达"。达，即小羊，其生甚易。此处指难产服本方后能使生产顺利。②易：即更换。

【组　　方】　当归、芍药、人参、白术、陈皮、紫苏叶各一钱，炙甘草二钱，大腹皮三钱。

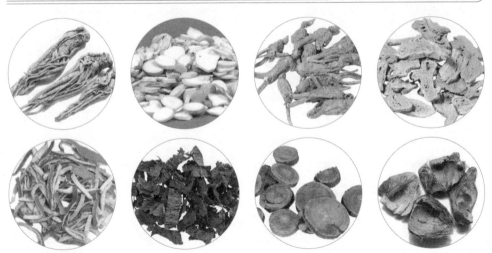

【方　解】　达生散出自朱丹溪的《丹溪心法》。气血虚弱为本方主证。方用人参补气，当归养血为君药。白术、甘草、芍药助君药补益气血为臣药。佐以紫苏叶、大腹皮、陈皮、葱叶疏利壅滞，黄杨木使人顺产。

【煎服方法】　为粗末，加青葱五叶，黄杨脑子（即叶梢）七个，或加枳壳，砂仁，水煎服。

【功效主治】　补气养血，顺气安胎。主治气血虚弱，胎产不顺。

【附　方】

方　名	组　方	用　法	功　效	主　治
紫苏饮（《普济本事方》）	当归三钱，芍药、大腹皮、人参、川芎、陈皮各半两，紫苏子一两，炙甘草一钱	水煎服	顺气和血，安胎止痛	子悬胎气不和，胀满疼痛；兼治临产惊恐，气结连日不下

参术饮

妊娠转胞参术饮，芎芍当归熟地黄，
炙草陈皮兼半夏，气升胎举自如常。

【组　方】　当归、人参、白术、甘草、熟地黄、川芎、白芍、陈皮、半夏（原方未注剂量）。

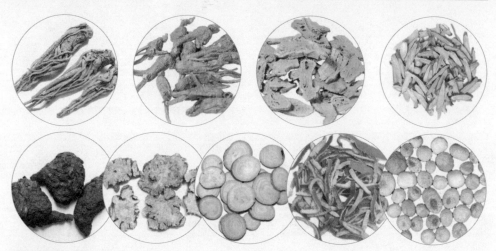

【方　解】　参术饮出自朱丹溪的《丹溪心法》。孕妇气血虚弱为本方主证。痰饮壅滞，胎位压迫胞室（即膀胱）致脐下急痛，小便不利为次要症状。方用人参、熟地黄益气养血为君药。臣以白术健脾燥湿，当归、白芍养血和营。佐以川芎活血行气，陈皮、半夏消痰化饮。甘草益气和中，调和诸药为使。使气得升降，胎位正常，胞室不受压迫。

【煎服方法】　加生姜，水煎服。

【功效主治】　补益气血，升气举胎。主治妊娠转胞，脐下急痛，小便频数或不通。

牡丹皮散

牡丹皮散延胡索，归尾桂心赤芍，

牛膝棱莪酒水煎，气行瘀散血瘕①削。

【注　释】　①瘕（jiǎ）：腹中积块。

【组　方】　牡丹皮、延胡索、当归尾、桂心各一两，牛膝、赤芍、莪术各二两，三棱一两半。

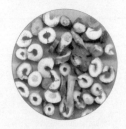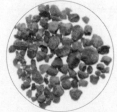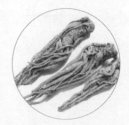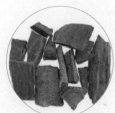

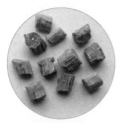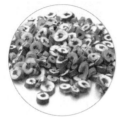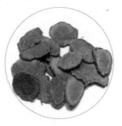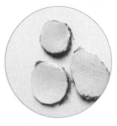

【方　解】　牡丹皮散出自陈自明的《妇人大全良方》。瘀血凝聚为本方主证。方以牡丹皮活血散瘀为君。臣以赤芍、当归尾养血活血，三棱、莪术、延胡索消瘀散结并行气，牛膝活血并引血下行，桂心温通血脉。使以酒引药入血分。诸药合用能行血中气滞、气中血滞，使气血周流，经脉通畅，瘀血可散。

【煎服方法】　为粗末，每次三钱，水酒各半煎服。

【功效主治】　化瘀行滞。主治血瘕，心腹间攻冲走注作痛，痛时见硬块，移动而不固定。

固经丸

固经丸用龟甲君，黄柏樗皮香附群，

黄芩芍药酒丸服，漏下崩中色黑殷①。

【注　释】　①殷（yān）：赤黑色。

【组　方】　黄芩、白芍、龟甲各一两，椿根皮七钱，黄柏三钱，香附二钱半。

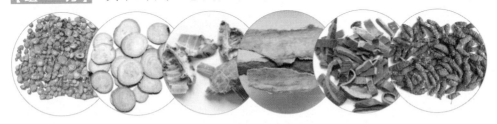

【方　解】　固经丸出自陈自明的《妇人大全良方》。阴虚内热，迫血妄行为本方主证。夹紫血瘀块，腹痛，脉弦为兼肝郁证。方用龟甲、白芍滋阴养血，潜阳降火；黄芩清热泻火以止血，共为君药。黄柏、椿根皮助黄芩清热止血固经，为臣药。佐以香附舒肝解郁而调血。

【煎服方法】　为丸，每服三钱，食前温开水送服；或水煎服。

【功效主治】 滋阴清热，止血固经。主治阴虚内热，迫血妄行。症见经行不止，崩中漏下，血色深红，兼夹紫黑瘀块，心胸烦热，腹痛溲赤，舌红，脉弦数。

柏子仁丸

柏子仁丸熟地黄，牛膝续断泽兰芳，
卷柏加之通血脉，经枯血少肾肝匡①。

【注　　释】 ①匡（kuāng）：纠正。

【组　　方】 柏子仁、牛膝、卷柏各五钱，泽兰、续断各二两，熟地黄三两。

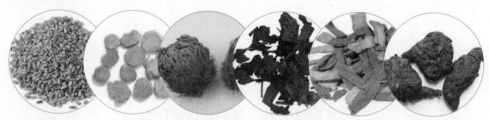

【方　　解】 柏子仁丸出自陈自明的《妇人大全良方》。阴血不充为本方主证。血脉不充，血行迟缓而致瘀为兼证。方用柏子仁养心安神为君药。臣以熟地黄、牛膝、续断补肝肾益冲任。佐以卷柏、泽兰活血通经。

【煎服方法】 为细末，炼蜜为丸，梧桐子大，每服三十丸，空腹米汤送下。

【功效主治】 养心安神，补血通经。主治女子血少神衰，形体羸瘦，月经停闭。

附：（一）便用杂方

望梅丸

望梅丸用盐梅肉，苏叶薄荷与柿霜，
茶末麦冬糖共捣，旅行赉①服胜琼浆。

【注　释】①赉（lài）：给，此处作赠送讲。

【组　方】盐制乌梅四两，紫苏叶五钱，薄荷叶、柿饼霜、细茶叶、麦冬各一两。

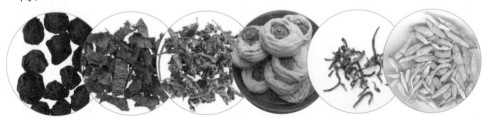

【方　解】望梅丸出自汪昂的《医方集解》。耗失津液，失于濡润为本方主证。方中乌梅生津止渴为君药。臣以紫苏叶发汗解热，理气宽胸；薄荷清利咽喉；柿霜甘凉，能清热润燥；麦冬滋阴润燥。佐以茶叶清头目，除烦渴。白糖润喉生津，兼以调味。

【煎服方法】共研极细末，加白糖四两，共捣作丸如芡实大。每用一丸，含口中。

【功效主治】生津止渴，提神。主治旅行中口渴。

骨灰固齿散

骨灰固齿猪羊骨，腊月腌成煅碾之，
骨能补骨咸补肾，坚牙健啖①老尤奇。

【注　　释】　①啖（dàn）：吃。
【组　　方】　腊月腌制的猪骨或羊骨。

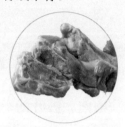

【方　　解】　年老肾衰齿不固为本方主证。猪骨或羊骨均能补肾，强筋骨，固齿，治牙齿疏活疼痛为君药。用盐腌制引药入肾为使。
【煎服方法】　火煅，研极细末，每晨用牙刷蘸药末擦牙。
【功效主治】　坚固牙齿，使牙洁亮。主治年老脱齿。

软脚散

软脚散中芎芷防，细辛四味碾如霜，
轻撒鞋中行远道，足无箴疱①汗皆香。

【注　　释】　①箴（zhēn）疱（pào）：箴，疑同针，此处指针刺样感觉；疱，皮肤上长水泡样小疙瘩。箴疱即远行使足生水泡或茧子等。
【组　　方】　川芎、细辛各二钱半，白芷、防风各五钱。

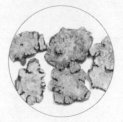 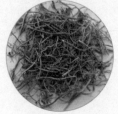 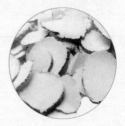 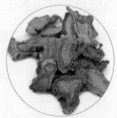

【方　解】　软脚散出自《集验良方拔萃》卷一。远行足部疲劳为本方主证。方中川芎行气活血，为君药。臣以细辛、白芷、防风散风胜湿，解痉止痛。撒药粉于鞋袜内，可减少摩擦。

【煎服方法】　共研极细末，撒少许于鞋袜内。

【功效主治】　活血舒筋，止痛除臭，并能润滑。主治远行足底生泡，脚臭。

附：（二）幼科

回春丹

回春丹用附雄黄，冰麝羌防蛇蝎襄[1]，

朱贝竺黄天胆共，犀黄蚕草钩藤良。

【注　释】　①襄（xiāng）：音"香"，帮助。

【组　方】　白附子、雄黄、羌活、防风、全蝎、朱砂、天麻、僵蚕各三钱，冰片、麝香各一钱五分，蛇含石八钱，川贝、天竺黄各一两，胆南星二两，犀牛黄一钱。

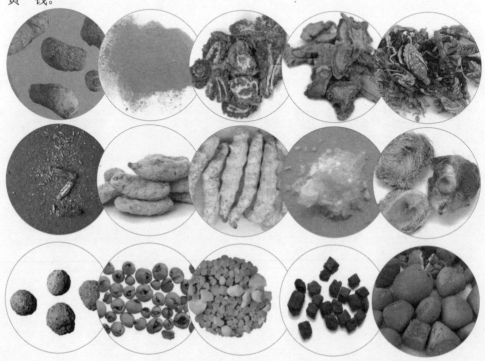

【方　　解】　回春丹出自《验方》。风痰壅盛为本方主证。方中白附子、胆南星祛风痰，镇痉；天麻、全蝎、僵蚕、钩藤平肝息风，镇痉化痰；犀牛黄开窍豁痰，息风定惊，清热解毒；为君药。朱砂、蛇含石镇惊安神；冰片、麝香清热通窍；川贝、天竺黄清热化痰；雄黄解毒杀虫，燥湿祛痰；羌活、防风散风解痉；均为臣药。甘草调和诸药为使药。

【煎服方法】　各研细末；再用甘草一两，钩藤二两，水煎；和蜜为丸，如花椒大，晒干后蜡封。一二岁每服2粒，三四岁3粒，十余岁5粒，钩藤、薄荷煎汤送下；周岁以内小儿，可用一粒化开，搽乳头上吮下。

【功效主治】　清热安神，镇惊息风，化痰开窍。主治急慢惊风、抽搐、瘈疭、伤寒邪热、斑疹烦躁、痰喘气急、五痫痰厥等证。

抱龙丸

抱龙星麝竺雄黄，加入辰砂痰热尝，
琥珀抱龙星草枳，苓怀参竺箔朱香，
牛黄抱龙星辰蝎，苓竺腰黄珀麝僵，
明眼三方凭选择，急惊风发保平康。

【组　　方】　胆南星四两，麝香一钱，天竺黄一两，雄黄、辰砂各五钱。

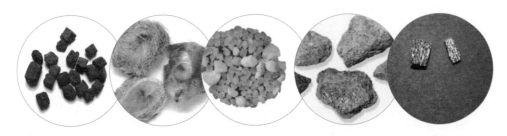

【方　　解】　抱龙丸出自罗天益的《卫生宝鉴》。痰热内蕴为本方主证。方中胆南星祛风痰，镇痉为君。臣以天竺黄清化热痰，雄黄祛痰解毒；麝香开窍；辰砂安神。佐以薄荷清利头目。甘草调和诸药为使。

【煎服方法】　各研细末，煮甘草膏和丸，如皂角子大，朱砂为衣。每服一丸，薄荷汤送下。

【功效主治】　清热化痰，镇惊安神。主治急惊风。症见痰厥，高热抽搐。

【附　　方】

方　名	组　方	用　法	功　效	主　治
琥珀抱龙丸（《幼科发挥》）	琥珀、人参、天竺黄、茯苓、檀香各一两五钱，生甘草三两，枳壳、枳实、胆南星各一两，朱砂五钱，怀山药一斤	各研细末，和丸如芡实大，金箔为衣；每服一二丸，百日内小儿服半丸，薄荷汤下	清化热痰，镇惊安神，兼以扶正	同抱龙丸
牛黄抱龙丸（《医学入门》）	牛黄五分，胆南星一两，辰砂、全蝎各一钱五分，茯苓五钱，天竺黄三钱五分，腰黄（即好的雄黄）、琥珀各二钱五分，麝香二分，僵蚕三钱	各研细末，为丸，每丸潮重四分，金箔为衣；每服一二丸，钩藤汤送下	镇惊息风，化痰开窍	同抱龙丸

肥儿丸

肥儿丸用术参甘，麦曲荟苓楂二连，
更合使君研细末，为丸儿服自安然。
验方别用内金朴，苓术青陈豆麦联，
槟曲蟾虫连楂合，砂仁加入积消瘥。

【组　方】　人参、芦荟各二钱五分，白术、胡黄连各五钱，黄连二钱、茯苓三钱，麦芽、神曲、山楂肉各三钱五分，炙甘草一钱五分，使君子肉四钱。

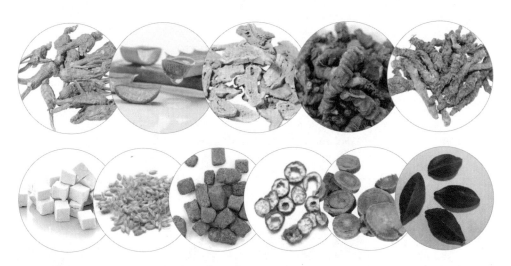

【方　解】　肥儿丸出自吴谦的《医宗金鉴》。脾虚虫疳为本方主证。方中使君子、芦荟驱虫消积为君。臣以黄连苦寒清热下蛔，胡黄连清热除湿消疳。佐以人参、白术、炙甘草、茯苓补脾；山楂、麦芽、神曲消积导滞。

【煎服方法】　为末，黄米糊为丸，黍米大，每服二十至三十丸，米汤化下。现改炼蜜为丸，每丸重一钱，每服一二丸。

【功效主治】　杀虫消积，健脾清热。主治脾疳。症见面黄消瘦，身热，困倦嗜卧，心下痞硬，乳食懒进，好食泥土，肚腹坚硬疼痛，头大颈细，有时吐泻烦渴，大便腥黏等。

【附　方】

方　名	组　方	用　法	功　效	主　治
验方肥儿丸	鸡内金、厚朴、茯苓各四两，炒白术六两，青皮、陈皮各二两，炒扁豆、炒麦冬、炒山楂各八两，槟榔一两五钱，干蟾十一只，六神曲十二两，五谷虫、胡黄连、砂仁各三两	共研细末，蜜和作丸，每丸重二钱五分；每服一丸，米汤送下	杀虫消积	脾疳

保赤丹

保赤丹中巴豆霜，朱砂神曲胆星尝，
小儿急慢惊风发，每服三丸自不妨。

【组　方】巴豆霜三钱，朱砂、胆南星各一两，神曲一两五钱。

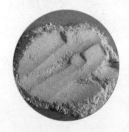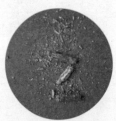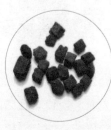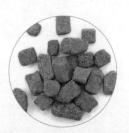

【方　解】内热积滞，痰涎壅盛为本方主证。方中巴豆霜荡涤积滞，祛痰开结为君。臣以胆南星祛风化痰定惊，神曲健胃消食化滞，朱砂镇静安神。

【煎服方法】各研细末，用神曲糊丸，如绿豆大，朱砂为衣；每服二三丸，开水调化送下。

【功效主治】清热导滞，化痰镇惊。主治小儿急慢惊风，及胎火内热积滞，停食停乳引起痰涎壅盛，肚腹胀满，身烧面赤，烦躁不安，大便秘结等。